介護・看護の
日中英
対訳用語集

「ずきずき」・「はっと」は
中国語・英語でどう言う？

吉永 尚／廣部久美子 著

和泉書院

まえがき

　本書は国際化する医療福祉の現場ですぐ役立つことを目的とし、現場の調査で得た使用頻度が高い用語を50音順で引きやすく並べました。また、施設などでの介護場面、病院などでの医療場面の会話も収録し、全編に英語・中国語で対訳をつけました。全ての日本語にはルビを、中国語にはピンインをつけ、さらに、中国語・英語の索引によってどの言語でも引けるように工夫しました。

　また、専門書では記載が少ない「ずきずき」など痛覚を始めとする感覚の語彙や、「はっと」など心理・感情を表す語彙も、現場のコミュニケーションでは必要と考え、できるだけ多く取り入れました。

　会話編の対訳ではできるだけネイティブの意見を聞き、表現習慣の相違を反映しました。食事や入浴・移動介助など、介護関係用語の中国語対訳集が現時点ではまだ少ないことも、本書を出版するに至った理由の一つです。

　介護・看護現場のスタッフや利用者の皆様を始め、日本語・中国語学習者、教育関係者、医療観光関係者の皆様などに幅広くご利用いただけることを願っております。

　本書は『心と身体の言葉の日中英対照―介護・看護従事者のために―』（吉永2012）をもとに、廣部が加筆修正を加え制作したiOSアプリ『日中英医療介護』（廣部2016）を編集したもので

す。本書に記載されている用語は『日中英医療介護』を巻末の QR コードからダウンロードしていただくか、Apple Store から入手でき、日本語・中国語・英語音声による発音を聞くことができます。併せてご利用ください。

　最後に、本書の出版について温かく励まして下さった社会福祉法人園田苑中村大蔵理事長、社会福祉法人あそか苑の河原綾総括苑長を始めとする施設長や関係者の皆様に深謝いたします。また、本書を出版するにあたり、多くのご助言を頂いた和泉書院の皆様にも心よりお礼申し上げます。

　人と人との心温かい国際的な交流に、本書が少しでもお役に立てるならば、それは私共にとって望外の喜びです。

2019年6月　　　吉　永　　尚

廣部久美子

目　次
Contents　目录

まえがき ——————— i
Preface　前言

この本の使い方 ——————— v
Usage of the Book　用法说明

1．介護・看護の用語 ——————— 1
Care, Nursing Terminology　护理・看护用语

2．介護・看護の会話 ——————— 213
Care, Nursing Conversation　护理・看护会话

１）病院・受付 ——————— 214
Hospital・reception　医院・挂号处

２）病院・診察 ———————219
Hospital・examination　医院・诊察

iii

３）病院・指示の言葉 —————— 240
Instructions on Examination　医院・指示语

４）病院・薬局 —————— 244
Hospital・pharmacy　医院・药房

５）介護 —————— 249
Care　护理

3．人体各部の図・診療科一覧 —————— 258
Illustrations : Parts of the Body・Medical Departments　人体各部图・各医疗部门

4．介護・看護の用語の索引 —————— 264
Care, Nursing Terminology Index　护理・看护用语的索引

１）中国語索引（ピンインアルファベット順）—————— 264
Chinese Index（In Pinyin Alphabetical Order）　中文索引（按拼音顺序）

２）英語索引（アルファベット順）—————— 294
English Index（In Alphabetical Order）　英语索引（按字母顺序）

あとがき —————— 315
Postscript　后言

この本の使い方

＜介護・看護の用語＞

◆介護・看護の現場で使われる用語を、日本語の50音順で掲載し、各項目は英語・日本語・中国語・中国語発音（ピンイン）の順で記載し、欄外に通し番号を付した。

◆専門用語と日常語で表現が異なったり複数の表現があるものについては、日本語項目で併記し、使用度の高いものは専門用語、日常語、共に項目を設けた。

例）外眼角、目尻 → No. 290と No. 1901に項目あり。

おでき、出来物 → No. 252と No. 1300に項目あり。

＜介護・看護の会話＞

◆介護・看護の現場でよく使われる会話を収録した。看護の会話は病院・受付、病院・診察など場面ごとに分けて記載した。

Usage of the Book

＜Care, Nursing Terminology＞

◆ This book arranges the terminology of care and nursing in the order of Japanese syllabary. Each item is mentioned in the following: English, Japanese, Chinese, and Chinese pinyin. The serial number is written in the margin.

◆ Terms which are different from everyday language, and terms which have multiple expressions are mentioned additionally in the Japanese section. Terms which are used frequently are mentioned in both the terminology and everyday language sections.

Ex.) Gaigankaku,mejiri（outer corner of the eye） → in No. 290 and No. 1901

Odeki,dekimono（boil） → in No. 252 and No. 1300

＜Care, Nursing Conversation＞

◆ This book uses conversations which are used frequently in the field of care and nursing. Conversations in the field of nursing are divided into sections such as "Hospital Reception", "Hospital Examination", and so on.

用法说明

＜护理・看护用语＞

◆护理・看护现场使用的词汇，按照日语的五十音读的发音顺序，便于使用者查找，各条目英語・日語・汉语・汉语拼音的顺序排列。栏外标注序号

◆专用词汇与日常用语上有不同的表现，用日语标注，关于使用频率高的词汇有专用词、常用语都收录记载。

例）外眼角、目尻（外眼角，眼梢）→ No. 290与No. 1901都有条目。

　　おでき、出来物（脓肿）→ No. 252与No. 1300都有条目标注。

＜护理・看护会话＞

◆收录了护理・看护的现场上常用的会话。看护会话分医院・挂号处、医院・看病就医等的场面。

1. 介護・看護の用語

Care, Nursing Terminology　护理・看护用语

あーるえ──あかぎれ

	あ			
Rh negative blood	Ｒｈマイナス血液	Rh 阴性血型，熊猫血	Rh yīnxìng xuèxíng，xióngmāoxiě	1
Rh negative	Ｒｈマイナス血液型	熊猫血	xióngmāoxiě	2
belching	噯気、ゲップ	嗳气	àiqì	3
affection	愛情	爱，爱情	ài，àiqíng	4
to love	愛する	爱，热爱，喜好	ài，rè'ài，xǐhào	5
zinc	亜鉛	锌	xīn	6
bruise	青あざ	青斑，瘀青，紫斑	qīngbān，yūqīng，zǐbān	7
turn something face up	仰向け	朝天，平躺	cháotiān，píngtǎng	8
chapped skin	あかぎれ	皲裂	jūnliè	9

2

あかちん——あける

10	mercurochrome	赤チン	红药水	hóngyàoshuǐ
11	hot water for rinsing	上がり湯	浴后冲洗用的温水	yùhòu chōngxǐyòng de wēnshuǐ
12	Acarbose	アカルボース	拜糖平，阿卡波糖片	bàitángpíng, Ākǎbōtáng piàn
13	to abandon	諦める	断念，死心	duànniàn, sǐxīn
14	to be bored	飽きる（飽き飽きする）	极度厌烦，腻烦，烦腻	jídù yànfán, nìfán, fánnì
15	Achilles tendon	アキレス腱	跟腱	gēnjiàn
16	to be shocked	呆れる	吃惊，吓呆	chījīng, xiàdāi
17	yawning	あくび	哈欠	hāqian
18	to yawn	あくびする	打哈欠	dǎ hāqian
19	to open	開ける	开，打开（门窗等）	kāi, dǎkāi（ménchuāng děng）

3

あご──あしくび

jaw, chin	顎（あご）	下颌，下巴	xiàhé, xiàba	20
birth mark	あざ	痣	zhì	21
to get up late	朝寝坊（あさねぼう）する	睡懒觉	shuì lǎnjiào	22
foot（pl. feet）	足（あし）（足首から下の部分）	脚	jiǎo	23
leg	脚（あし）（足首より上の部分）	腿	tuǐ	24
bland	味（あじ）が薄（うす）い	味道淡，口轻	wèidào dàn, kǒuqīng	25
rich	味（あじ）が濃（こ）い	味道浓，口重	wèidào nóng, kǒuzhòng	26
to taste	味（あじ）がする	有味道	yǒu wèidào	27
to get a cramp in one's leg	脚（あし）がつる	腿抽筋	tuǐ chōujīn	28
ankle	足首（あしくび）	踝，脚脖子，脚腕子	huái, jiǎobózi, jiǎowànzi	29

あしどり──あせも

30	step	足取り	脚步	jiǎobù
31	to trip	足に絡まる	绊脚	bànjiǎo
32	sole	足の裏	脚板，脚掌	jiǎobǎn, jiǎozhǎng
33	instep	足の甲	脚背	jiǎobèi
34	toe	足の指	趾，脚趾	zhǐ, jiǎozhǐ
35	to taste	味見する	尝	cháng
36	Aspirin	アスピリン	阿司匹林	āsīpǐlín
37	Asperger Syndrome	アスペルガー症候群	阿斯伯格综合症	Āsībǎigé zōnghézhèng
38	sweat	汗	汗	hàn
39	heat rash	あせも	痱子	fèizi

あせる──あたまが

to be in a hurry	焦る	着急	zháojí	40
to sweat, to perspire	汗をかく	出汗	chūhàn	41
warm	温かい	温，热乎乎	wēn, rèhūhū	42
to get warm	温まる	取暖	qǔnuǎn	43
to warm（the area）	温める	加热，温，热	jiārè, wēn, rè	44
head	頭	头，头部	tóu, tóubù	45
throbbing in the head, splitting in the head	頭がガンガンする	头疼欲裂	tóu téng yù liè	46
head dizziness	頭がくらくら	头晕晕	tóu yūnyūn	47
to feel dizzy	頭がくらくらしてぼうっとする	头昏脑胀	tóuhūn nǎozhàng	48
to feel dizzy and to get bleary eyes	頭がくらくらして目が霞む	头昏眼花	tóuhūn yǎnhuā	49

50	to have a terrible headache	<ruby>頭<rt>あたま</rt></ruby>がズキズキする	头一阵又一阵地胀痛，头嗡嗡响	tóu yīzhèn yòu yīzhèn de zhàngtòng, tóu wēngwēng xiǎng
51	dizzy	<ruby>頭<rt>あたま</rt></ruby>がふらふらする	头晕	tóuyūn
52	dizzy and sleepy	<ruby>頭<rt>あたま</rt></ruby>がぼうっとする	昏昏沉沉	hūnhūn chénchén
53	to become angry	<ruby>頭<rt>あたま</rt></ruby>にくる	气得发昏	qìde fāhūn
54	that way	<ruby>彼方<rt>あちら</rt></ruby>に	那边，那里	nàbiān, nàli
55	very hot	<ruby>熱<rt>あつあつ</rt></ruby>々（<ruby>湯気<rt>ゆげ</rt></ruby>が<ruby>立<rt>た</rt></ruby>つほど）	热腾腾的	rèténgténgde
56	very hot	<ruby>熱<rt>あつ</rt></ruby>い（<ruby>火傷<rt>やけど</rt></ruby>しそうなほど）	烫	tàng
57	plain	あっさり	清淡	qīngdàn
58	to gasp for breath	あっぷあっぷして<ruby>溺<rt>おぼ</rt></ruby>れかかる	掉进水里拼命挣扎	diàojìn shuǐlǐ pīnmìng zhēngzhá
59	adenoid	アデノイド	腺样增值体	xiànyàng zēngzhítǐ

あとぴー――あみのさ

atopic dermatitis	アトピー性皮膚炎	特应性皮炎	tèyìngxìng píyán	60
anaphylaxis	アナフィラキシーショック	过敏性休克	guòmǐnxìng xiūkè	61
pockmark	あばた	麻子	mázi	62
to take（a bath, a shower）	浴びる	沐浴，淋浴	mùyù, línyù	63
dangerous, in danger	危ない	危险的	wēixiǎnde	64
oily, greasy	脂っこい	油腻	yóunì	65
other way around	あべこべ	反	fǎn	66
sweet	甘い	甜	tián	67
amalgam	アマルガム	汞剂	gǒngjì	68
amino acid	アミノ酸	氨基酸	ānjī suān	69

70	amylase	アミラーゼ	淀粉酶	diànfěnméi
71	wash place, wash room	洗い場	淋浴处	línyùchù
72	vividly	ありありと	清清楚楚	qīngqīng chǔchǔ
73	grateful	有り難い	难得，可贵	nándé, kěguì
74	to walk	歩く	走	zǒu
75	the unsteady to walk, unsteady on one's feet	歩くのがふらつく	蹒跚	pánshān
76	can walk	歩ける	能走	néngzǒu
77	alcohol	アルコール	酒精	jiǔjīng
78	alcohol dependence	アルコール依存症	酒精依赖症	jiǔjīng yīlàizhèng
79	Alzheimer's disease	アルツハイマー病	阿尔茨海默病	ā'ěrcí hǎimòbìng

あるぶみ──あんぽう

albumin	アルブミン	白蛋白	báidànbái	80
allergy	アレルギー	过敏	guòmǐn	81
allergy testing	アレルギー検査	过敏检查	guòmǐn jiǎnchá	82
allergic rhinitis	アレルギー性鼻炎	过敏性鼻炎	guòmǐnxìng bíyán	83
dark room	暗室	暗室	ànshì	84
to be relieved, to put at ease	安心する	放心，安心	fàngxīn, ānxīn	85
rest	安静	静卧	jìngwò	86
anti-aging	アンチエイジング	抗衰老	kàngshuāilǎo	87
ampoule	アンプル	安瓶	ānpíng	88
compress	罨法	敷法	fūfǎ	89

あんま――いがむか

90	massage	按摩（あんま）	按摩	ànmó

い

91	stomach	胃（い）	胃	wèi
92	yeast infection	イースト菌感染症（きんかんせんしょう）	酵母菌感染	jiàomǔjūn gǎnrǎn
93	gastric juice	胃液（いえき）	胃液	wèiyè
94	gastritis	胃炎（いえん）	胃炎	wèiyán
95	gastric ulcer	胃潰瘍（いかいよう）	胃溃疡	wèikuìyáng
96	tingle, terrible stomachache	胃（い）がキリキリする	胃刺痛，剧烈疼痛	wèi cìtòng, jùliè téngtòng
97	to feel a sharp continuous pain (stomachache)	胃（い）がさしこむ	胃部绞痛，剧痛	wèibù jiǎotòng, jùtòng
98	sick at one's stomach	胃（い）がむかむかする	反胃	fǎnwèi

いかめら──いきをす

gastroptosis	胃カメラ	胃内视镜，胃镜	wèi nèishìjìng，wèijìng	99
to examine the stomach camera inspection	胃カメラ検査をする	做胃镜检查	zuò wèijìng jiǎnchá	100
to swallow a gastro scope	胃カメラを飲む	吞胃镜	tūn wèijìng	101
leaning stomach	胃がもたれる	反胃，胃不消化	fǎnwèi，wèi bùxiāohuà	102
stomach cancer	胃がん	胃癌	wèi'ái	103
breath	息	呼吸，喘气	hūxī，chuǎnqì	104
vivid, lively	(元気で)生き生きしている	精神焕发	jīngshén huànfā	105
being out of breath	息切れ	气喘，气短	qìchuǎn，qìduǎn	106
breather	息継ぎ	换气	huànqì	107
to take a breath	息を吸う	吸气	xīqì	108

109	to breathe out	息を吐く	呼气，哈气	hūqì, hāqì
110	stomach medicine	胃薬	胃药	wèiyào
111	stomach cramps	胃痙攣	胃痉挛	wèijìngluán
112	gastric acid	胃酸があがる	返酸	fǎnsuān
113	gastric hyperacidity	胃酸過多	胃酸过多	wèisuān guòduō
114	doctor	医師、医者	医生，大夫	yīshēng, dàifu
115	fainthearted	いじいじ	畏缩，缩手缩脚，缩头缩脑	wèisuō, suōshǒusuōjiǎo, suōtóu suōnǎo
116	hesitantly	いじいじして	畏首畏尾	wèishǒu- wèiwěi
117	to feel spaced-out (to be in daze)	意識がボーっとする	神志模糊，呆滞	shénzhì móhū, dāizhì
118	to resuscitate	意識が戻る	苏醒	sūxǐng

いしきふ——いたみが

unconscious	意識不明	昏迷，昏昏迷迷	hūnmí，hūnhūnmímí	119
to tease	苛める	欺负，折磨	qīfu，zhémó	120
doctor	医者、医師	医生，大夫	yīshēng，dàifu	121
willingly	いそいそ	高高兴兴	gāogāo-xìngxìng	122
isoflavone	イソフラボン	异黄酮	yìhuángtóng	123
dependence	依存症	依赖症，上瘾症	yīlàizhèng，shàngyǐnzhèng	124
sore，painful	痛い	疼，疼痛	téng，téngtòng	125
ouch-ouch disease	イタイイタイ病	痛痛病	tòngtòngbìng	126
pitiful	痛々しい	心痛	xīntòng	127
to have the pain subside	痛みが治まる	平息	píngxī	128

いたみど──いっしょ

129	painkiller	痛み止め	止痛药	zhǐtòngyào
130	to kill the pain	痛みを抑える	镇痛	zhèntòng
131	to ease the pain	痛みを和らげる	止痛	zhǐtòng
132	to get hurt, to ache	痛む	疼痛	téngtòng
133	to hurt, to injure	痛める	使疼痛，损伤，伤害	shǐ téngtòng, sǔnshāng, shānghài
134	the stomach and intestines	胃腸	肠胃	chángwèi
135	gastrointestinal division	胃腸科	肠胃科	chángwèikē
136	gastrointestinal drug	胃腸薬	肠胃药	chángwèiyào
137	stomachache	胃痛	胃痛	wèitòng
138	hard	一生懸命	尽力，拼命	jìnlì, pīnmìng

15

いでんし――いや

generic abnomality	遺伝子的な異常	遗传异常	yíchuán yìcháng	139
ambulation	移動	移动	yídòng	140
stomach perspective	胃透視、バリウム	钡餐	bèicān	141
to disappear	いなくなる	走丢	zǒudiū	142
snore	鼾	鼾声	hānshēng	143
to snore	鼾をかく	打呼噜	dǎ hūlu	144
wart	イボ	疣，瘊子，疣疙瘩	yóu, hóuzi, yóugēda	145
gastric polyp	胃ポリープ	胃息肉	wèi xīròu	146
leaning stomach	胃もたれ	胃消化不良，胃里积食	wèi xiāohuà bùliáng, wèilǐ jīshí	147
unpleasant, disgusting	嫌	讨厌，不喜欢	tǎoyàn, bù xǐhuān	148

16

149	upset	いらいら	焦灼	jiāozhuó
150	to be irritated	イライラする	焦急，心烦，焦躁，不耐烦，情绪急躁，心急如焚	jiāojí, xīnfán, jiāozào, bù nàifán, qíngxù jízào, xīnjí-rúfén
151	health care	医療	医疗	yīliáo
152	MSW, Medical Social Worker	医療ソーシャルワーカー	医学社会工作者	yīxué shèhuì gōngzuòzhě
153	medical robot	医療ロボット	医疗机器人	yīliáo jīqìrén
154	false teeth, denture(s)	入れ歯	假牙	jiǎyá
155	to clean false teeth	入れ歯を洗う	洗假牙，清洗假牙	xǐ jiǎyá, qīngxǐ jiǎyá
156	to have a false tooth put in	入れ歯をする	镶假牙，安假牙	xiāngjiǎyá, ān jiǎyá
157	to be in bad shape	違和感がある	感觉不对劲，觉得有些不舒服	gǎnjué bùduìjìn, juéde yǒuxiē bùshūfu
158	tinea cruris	インキンタムシ	腹股沟癣	fùgǔ gōuxuǎn

いんすり──いんふる

insulin	インスリン	胰岛素	yídǎosù	159
interferon	インターフェロン	干扰素	gānrǎosù	160
pharynx	咽頭 （いんとう）	咽	yān	161
pharyngitis	咽頭炎 （いんとうえん）	咽喉炎，咽炎	yānhóu yán, yānyán	162
hospital infection	院内感染 （いんないかんせん）	院内感染	yuànnèi gǎnrǎn	163
private parts	陰部 （いんぶ）	阴部	yīnbù	164
informed consent document	インフォームド・コンセント	知情同意书	zhīqíng tóngyìshū	165
implant	インプラント	种植牙	zhòngzhíyá	166
influenza	インフルエンザ	流行性感冒	liúxíngxìng gǎnmào	167

う

168	virus	ウイルス	病毒	bìngdú
169	corn	魚の目	鸡眼	jīyǎn
170	gargle	うがい薬	漱口液，漱口药	shùkǒuyè，shùkǒu yào
171	careless	うかうか	稀里糊涂，糊里糊涂	xīlǐ hūtú，húlǐ- hútú
172	cheerfully	うきうき	喜不自禁	xǐbùzìjīn
173	to feel bouncy	うきうきする	快活，兴奋，喜洋洋	kuàihuó，xīngfèn，xǐyángyáng
174	to move	動く	动，移动，动弹	dòng，yídòng，dòngtan
175	back	後ろ	后，后面	hòu，hòumiàn
176	backward	後ろ向き	背对着(这边)，背着	bèiduìzhe(zhèbiān)，bèizhe
177	persistent pain	疼き	疼	téng

うずく——うっとり

to ache	疼く	(伤口或心)疼，作痛	(shāngkǒu huò xīn)téng, zuòtòng	178
to lie, to tell a lie	嘘をつく	说谎	shuōhuǎng	179
to doubt	疑う	怀疑	huáiyí	180
to hit	打つ	打，敲，击	dǎ, qiāo, jī	181
depression	鬱	闷，忧郁	mèn, yōuyù	182
to be in low spirits	鬱々として	闷闷不乐	mènmèn-bùlè	183
inadvertently	うっかり	无意中	wúyìzhōng	184
careless	うっかりする	不注意，不留神	bù zhùyì, bù liúshén	185
aching faintly	うっすらと痛む	隐隐作痛	yǐnyǐn zuòtòng	186
to be fascinated	うっとりする	发呆，神魂颠倒	fādāi, shénhún diāndǎo	187

188	depression	うつ病	忧郁症	yōuyùzhèng
189	half asleep	うつらうつら	昏昏沉沉，昏昏欲睡	hūnhūn chénchén, hūnhūn yùshuì
190	to transfer	移る	移动，转移	yídòng, zhuǎnyí
191	to catch(disease)	うつる(病気が)、感染する	染上，感染	rǎnshàng, gǎnrǎn
192	arm	腕	手臂，胳膊	shǒubì, gēbo
193	drowsily	うとうと	迷迷糊糊	mímihūhū
194	to feel sleepy	うとうとと眠気を催す	昏昏欲睡	hūnhūn yùshuì
195	nape	頸	脖颈儿，脖梗儿	bógěngr, bógěngr
196	pus	膿	脓	nóng
197	to groan	呻く	呻吟	shēnyín

うれしい──えいちあ

happy, glad	嬉^{うれ}しい	高兴，欢喜	gāoxìng, huānxǐ	198
upper lip	上^{うわ}くちびる	上唇	shàngchún	199
to talk in delirium	うわ言^{ごと}をいう	说胡话	shuō húhuà	200
to growl uh-huh	うんうん（と唸^{うな}る）	哼哼	hēnghēng	201
fed up	うんざり	腻，厌腻，厌烦	nì, yànnì, yànfán	202
to get bored	うんざりする	厌烦，厌倦	yànfán, yànjuàn	203

え

permanent tooth	永久歯^{えいきゅうし}	恒牙，恒齿	héngyá, héngchǐ	204
Acquired Immunodeficiency Syndrome, AIDS	エイズ	艾滋病	àizībìng	205
Human Immunodeficiency virus, HIV	ＨＩＶ^{えいちあいぶい}（人免疫不全^{ひとめんえきふぜん}ウイルス）	人类免疫缺陷病毒	rénlèi miǎnyì quēxiàn bìngdú	206

207	nutrition	栄養	营养	yíngyǎng
208	malnutrition	栄養失調	营养不良	yíngyǎng bùliáng
209	undernourished	栄養不良	营养不良	yíngyǎng bùliáng
210	hepatitis A	Ａ型肝炎	甲型肝炎	jiǎxíng gānyán
211	armpit, axilla	腋窩、脇の下	腋窝，腋下	yèwō, yèxià
212	ultrasonography	エコー、超音波検査	超声波检查，Ｂ超	chāoshēngbō jiǎnchá, B chāo
213	to examine the echo inspection	エコー検査をする	做超声波检查，做Ｂ超	zuò chāoshēngbō jiǎnchá, zuò B chāo
214	estrogen	エストロゲン	雌激素	cíjīsù
215	enamel	エナメル質	牙釉质	yáyòuzhì
216	natural killer cell	ＮＫ細胞	自然杀伤细胞，NK细胞	zìrán shāshāng xìbāo, NK xìbāo

えむあー──おいしい

MRI inspection	ＭＲＩ検査 えむあーるあいけんさ	核磁共振检查	hécí gòngzhèn jiǎnchá	217
remote medical care	遠隔診療 えんかくしんりょう	远程会诊	yuǎnchéng huìzhěn	218
difficulty in swallowing	嚥下困難 えんげこんなん	咽下很困难， 吞下很困难	yànxià hěn kùnnan, tūnxià hěn kùnnan	219
hyperopia, farsightedness	遠視 えんし	远视	yuǎnshì	220
inflammation	炎症 えんしょう	炎症	yánzhèng	221
anti- irritant	炎症を止める えんしょう と	消炎	xiāoyán	222
round shoulders, humpbacked	円背 えんぱい	背部驼	bèibùtuó	223

お

aging	老い お	年老	niánlǎo	224
delicious, good	美味しい お い	好吃，可口	hǎochī，kěkǒu	225

226	diaphragm	横隔膜 （おうかくまく）	膈，横膈膜	gé, hénggémó
227	first aid	応急処置 （おうきゅうしょち）	急救处理	jíjiù chǔlǐ
228	to rescue	応急手当をする （おうきゅうてあて）	抢救	qiǎngjiù
229	house call	往診 （おうしん）	出诊	chūzhěn
230	to house call	往診する （おうしん）	出诊	chūzhěn
231	vomiting	嘔吐 （おうと）	呕吐	ǒutù
232	to gorge	大急ぎでがつがつかき込む （おおいそ）（こ）	狼吞虎咽	lángtūn- hǔyàn
233	chill	悪寒、寒気 （おかん）（さむけ）	寒战，发冷	hánzhàn, fālěng
234	to feel a chill, to have a chill	悪寒がする、寒気がする （おかん）（さむけ）	身上发冷，寒战	shēnshang fālěng, hánzhàn
235	to get up	起き上がる （お）（あ）	起身	qǐshēn

おきしど──おしり

oxydol, oxoful	オキシドール、オキシフル	双氧水	shuāngyǎngshuǐ	236
disturbed sleep	起き出し頻回	起夜频率	qǐyè pínlǜ	237
to wake up	起きる	起床，睡醒	qǐchuáng, shuìxǐng	238
back tooth, molar	奥歯	槽牙，臼齿	cáoyá, jiùchǐ	239
to have a throbbing pain with one's back tooth	奥歯がずきずきする	槽牙阵痛	cáoyá zhèntòng	240
to rage against	怒る	生气，发脾气，发火	shēngqì, fā píqì, fāhuǒ	241
to urinate, to pee	おしっこをする	小便，撒尿	xiǎobiàn, sāniào	242
hot/ cold towel	おしぼり	湿毛巾	shīmáojīn	243
diaper	おしめ、おむつ	尿布，尿片，尿不湿	niàobù, niàopiàn, niàobùshī	244
bottom	お尻	屁股，臀部	pìgu, túnbù	245

おしん──おてつだ

246	nausea	悪心、吐き気	恶心	ěxīn
247	to push, to press	押す	压，按	yā，àn
248	there is a pain such as press	押すような痛みがある	有压痛	yǒu yātòng
249	mumps	おたふく風邪	流行性腮腺炎	liúxíngxìng sāixiànyán
250	to calm down	落ち着く	沉着，稳重	chénzhuó，wěnzhòng
251	bowel movements	お通じ	排便	páibiàn
252	boil	おでき、出来物	脓肿	nóngzhǒng
253	to have a boil	おできが出来る	长疖子	zhǎng jiēzi
254	forehead	おでこ	脑门子，脑门儿	nǎoménzi，nǎoménr
255	to help	お手伝いする	帮助，帮忙	bāngzhù，bāngmáng

27

おとがす──おふろに

to sound	音<ruby>おと</ruby>がする	有声音	yǒu shēngyīn	256
quiet	おとなしい	老实，文静	lǎoshí, wénjìng	257
surprise	驚<ruby>おどろ</ruby>き	惊喜	jīngxǐ	258
to be surprised	驚<ruby>おどろ</ruby>く	吓，吃惊	xià, chījīng	259
tummy, stomach	お腹<ruby>なか</ruby>	腹，肚子	fù, dùzi	260
one's stomach grumbles	お腹<ruby>なか</ruby>がぐうぐう鳴<ruby>な</ruby>る	肚子饿得咕噜咕噜地响	dùzi ède gūlū gūlū de xiǎng	261
starving	お腹<ruby>なか</ruby>がペコペコ	饿死了，饿极了，肚子咕噜咕噜叫	èsǐ le, èjí le, dùzi gūlū gūlū jiào	262
intestinal gas, fart	おなら、ガス	屁	pì	263
bed wetting	おねしょをする	尿床	niàochuáng	264
to take a bath	お風呂<ruby>ふろ</ruby>に入<ruby>はい</ruby>る	洗澡	xǐzǎo	265

266	navel	お臍	肚脐	dùqí
267	to memorize	覚える	记，记住	jì, jìzhù
268	diaper	おむつ、おしめ	尿布，尿片，尿不湿	niàobù, niàopiàn, niàobùshī
269	to change a diaper	おむつを換える	换尿布	huàn niàobù
270	to wear a diaper	おむつをする	垫尿布	diàn niàobù
271	heavy	重い	重的	zhòngde
272	memory	思い出	回忆，追忆	huíyì, zhuīyì
273	compassion, consideration	思いやり	关心，同情心	guānxīn, tóngqíngxīn
274	to think	思う	想，思索	xiǎng, sīsuǒ
275	interesting	面白い	有趣，有意思，愉快	yǒuqù, yǒu yìsi, yúkuài

おもらし──おんすい

incontinence	おもらし、失禁	失禁	shījìn	276
to cherish one's parent(s)	親孝行する	孝順	xiàoshùn	277
wisdom tooth	親知らず	智齿，智牙，智慧牙	zhìchǐ, zhìyá, zhìhuìyá	278
a big toe	親指(足)	大脚趾，拇趾	dàjiǎozhǐ, mǔzhǐ	279
a thumb	親指(手)	大拇指	dàmǔzhǐ	280
hot water	お湯	热水	rèshuǐ	281
to soak in the hot bath	お湯につかる	泡澡	pàozǎo	282
to swim	泳ぐ	游泳	yóuyǒng	283
leukorrhea	おりもの	白带	báidài	284
electronic bidet	温水洗浄便座	马桶盖	mǎtǒnggài	285

か

286	gauze	ガーゼ	纱布	shābù
287	Gardasil	ガーダシル	葛兰素史	Gělánsùshǐ
288	recumbent position	臥位 がい	卧位	wòwèi
289	vulva	外陰部 がいいんぶ	外阴部	wàiyīn bù
290	outer corner of the eye	外眼角、目尻 がいがんかく めじり	外眼角，眼梢	wàiyǎnjiǎo，yǎnshāo
291	scurvy	壊血病 かいけつびょう	坏血病	huàixuèbìng
292	care	介護 かいご	护理，看护	hùlǐ，kānhù
293	care worker, certified social worker	介護士 かいごし	护理师，看护人	hùlǐshī，kānhùrén
294	with care	介護付 かいごつき	附带护理服务	fùdài hùlǐ fúwù

がいじえ──がいらい

external otitis	外耳炎	外耳炎	wài'ěryán	295
external auditory canal	外耳道	外耳道	wài'ěrdào	296
trauma	外傷	外伤	wàishāng	297
round of one's patients, patient round	回診	查房，医生巡视病房	cháfáng, yīshēng xúnshì bìngfáng	298
scabies	疥癬	疥癣，疥疮	jièxuǎn, jièchuāng	299
ileum	回腸	回肠	huícháng	300
hippocampus	海馬	海马	hǎimǎ	301
recovery	回復	恢复	huīfù	302
to recover	回復する	恢复，康复	huīfù, kāngfù	303
clinic	外来	门诊部	ménzhěnbù	304

32

305	portable warmer	カイロ	怀炉，暖宝宝	huáilú, nuǎnbǎobao
306	to change	換える	更换，改换	gēnghuàn, gǎihuàn
307	face	顔	脸	liǎn
308	shiny face	顔がテカテカする	油光满面	yóuguāng mǎnmiàn
309	to smell	香りがする	有香味	yǒu xiāngwèi
310	to wash one's face	顔を洗う	洗脸	xǐliǎn
311	chemical examination	化学検査	化验	huàyàn
312	chemotherapy	化学療法	化学疗法，化疗	huàxué liáofǎ, huàliáo
313	heel	踵	脚跟，脚后跟	jiǎogēn, jiǎohòugēn
314	family doctor	掛り付け医	家庭医师	jiātíng yīshī

がくがく──かじる

to tremble violently	ガクガクする	（因惊吓或紧张而）身体颤抖	（yīn jīngxià huò jǐnzhāng ér）shēntǐ chàndǒu	315
cuticle	角質 かくしつ	角质	jiǎozhì	316
cornea	角膜 かくまく	角膜	jiǎomó	317
keratitis	角膜炎 かくまくえん	角膜炎	jiǎomóyán	318
descending aorta	下行大動脈 かこうだいどうみゃく	降主动脉	jiàngzhǔdòngmài	319
to become dry and rough	かさかさになる	干巴巴	gānbābā	320
scab	かさぶた	疮痂	chuāngjiā	321
lower extremities	下肢 かし	下肢	xiàzhī	322
bulimia nervosa	過食症 かしょくしょう	饮食失常	yǐnshí shīcháng	323
to gnaw	かじる	啃	kěn	324

325	intestinal gas, fart	ガス、おなら	屁	pì
326	faint pain	かすかな痛み	隐隐作痛	yǐnyǐn zuòtòng
327	cold	風邪	感冒	gǎnmào
328	to catch a cold	風邪をひく	得感冒，伤风	dé gǎnmào, shāngfēng
329	shoulder	肩	肩膀，肩	jiānbǎng, jiān
330	lower leg	下腿	小腿	xiǎotuǐ
331	to become stiff-necked	肩がこる	肩膀酸痛，发僵	jiānbǎng suān tòng, fājiāng
332	to jolt	ガタガタする、よろめく	摇摇晃晃，东倒西歪	yáoyáo huànghuàng, dōngdǎo-xīwāi
333	to tremble	がたがた震える	瑟瑟发抖	sèsè fādǒu
334	shoulder stiffness	肩こり	肩部僵硬	jiānbù jiāngyìng

かたる——かなしむ

catarrh	カタル	卡他，粘膜炎	kǎtā，niánmóyán	335
to give a back massage	肩をもむ	揉肩，捏肩	róujiān，niējiān	336
to get angry	かっかする	怒火中烧	nùhuǒ-zhōngshāo	337
to be disappointed	がっかりする	失望，垂头丧气	shīwàng，chuítóu sàngqì	338
to feel depressed	がっくりくる	令人失望，颓废	lingrén shīwàng，tuífèi	339
to lose control	かっとする	发火，发怒，大怒	fāhuǒ，fānù，dànù	340
catheter	カテーテル	导管	dǎoguǎn	341
catechin	カテキン	儿茶素	érchásù	342
sad	悲しい	悲哀，悲伤	bēiāi，bēishāng	343
to grieve	悲しむ	悲伤，悲哀	bēishāng，bēiāi	344

345	suppuration	化膿 (かのう)	化脓	huànóng
346	antibiotic ointment	化膿止め (かのうど)	消炎药	xiāoyányào
347	lower body	下半身 (かはんしん)	下半身	xiàbànshēn
348	caffein	カフェイン	咖啡因	kāfēiyīn
349	abdomen	下腹部 (かふくぶ)	下腹部	xià fùbù
350	crown	被せ、クラウン、歯冠補綴物 (かぶ、しかんほてつぶつ)	假齿冠	jiǎchǐguān
351	capsule	カプセル	胶囊	jiāonáng
352	contact dermatitis	かぶれ	炎症，斑疹	yánzhèng, bānzhěn
353	to have a rash	かぶれている	发炎	fāyán
354	hay fever	花粉症 (かふんしょう)	花粉症	huāfěnzhèng

かみ——からだが

hair	髪 かみ	头发	tóufa	355
hair	髪の毛 かみ　け	头发	tóufa	356
to comb one's hair	髪をとかす かみ	梳头	shūtóu	357
to bite	かむ	咬	yǎo	358
itchy	痒い かゆ	痒痒	yǎngyǎng	359
hot	辛い から	辣	là	360
vitreous body	硝子体 が　ら　すたい しょう　し　たい	晶状体，玻璃体	jīngzhuàngtǐ，bōlítǐ	361
crow's feet	カラスの足跡 あしあと	鱼尾纹	yúwěiwén	362
body	体 からだ	身体	shēntǐ	363
to be feverish	体が熱い からだ　あつ	发烧，发热，烫	fāshāo，fārè，tàng	364

365	to feel tired, feeling heavy	体がだるい	浑身无力，全身发软	húnshēn wúlì, quánshēn fāruǎn
366	feeling dizzy	体がふらふらする	身体摇晃	shēntǐ yáohuàng
367	to wash one's body	体を洗う	洗身子，洗身体	xǐ shēnzi, xǐ shēntǐ
368	to dry off	体をふく	擦身子，擦干身体	cā shēnzi, cāgān shēntǐ
369	potassium	カリウム	钾	jiǎ
370	skinny	ガリガリに痩せている	干瘦，骨瘦如柴	gānshòu, gǔshòu-rúchái
371	calcium	カルシウム	钙，钙质	gài, gàizhì
372	medical record	カルテ	病历表，病历卡	bìnglìbiǎo, bìnglìkǎ
373	carotene	カロチン	胡萝卜素	húluóbosù
374	calorie	カロリー	热量，卡路里	rèliàng, kǎlùlǐ

poor, pitiful	可哀そう	可怜	kělián	375
to peel	皮がむける	脱皮	tuōpí	376
cancer	がん	癌，癌症	ái, áizhèng	377
intraocular pressure	眼圧	眼压	yǎnyā	378
hepatitis	肝炎	肝炎	gānyán	379
ophthalmology	眼科	眼科	yǎnkē	380
to consider, to think	考える	想，考虑	xiǎng, kǎolù	381
feeling	感覚	感觉	gǎnjué	382
liver cancer	肝がん	肝癌	gān'ái	383
hepatic function	肝機能	肝功能，肝功	gāngōngnéng, gāngōng	384

385	eyeball	眼球	眼球	yǎnqiú
386	eyelids	眼瞼、瞼	眼睑	yǎnjiǎn
387	nursing	看護	护理	hùlǐ
388	cirrhosis	肝硬変	肝硬变，肝硬化	gānyìngbiàn, gānyìnghuà
389	nurse	看護師、ナース	护士	hùshi
390	head nurse	看護師長	护士长	hùshizhǎng
391	nursing workers	看護助手	护工，陪护人员	hùgōng, péihù rényuán
392	hipbone	寛骨	髋骨	kuāngǔ
393	eye mucus, eye discharge	眼脂、目やに	眼屎	yǎnshǐ
394	candida	カンジダ菌	念珠菌	niànzhūjūn

かんじだ——かんせつ

candidiasis	カンジダ症	念珠菌病	niànzhūjūn bìng	395
patients	患者	患者，病人	huànzhě，bìngrén	396
temper	癇癪	脾气	píqi	397
to thank for	感謝する	感谢	gǎnxiè	398
emotion	感情	感情，情绪	gǎnqíng，qíngxù	399
to feel	感じる	感觉，感到	gǎnjué，gǎndào	400
to be impressed	感心する	钦佩，佩服	qīnpèi，pèifú	401
asthenopia	眼精疲労	眼疲劳	yǎnpíláo	402
joint	関節	关节	guānjié	403
joint pain	関節痛	关节痛	guānjié tòng	404

42

405	articular rheumatism	関節リューマチ	关节风湿病	guānjié fēngshībìng
406	sweat glands	汗腺	汗腺	hànxiàn
407	infection	感染	感染	gǎnrǎn
408	psoriasis	乾癬	牛皮癣	niúpíxuǎn
409	full nursing care	完全介護	全面看护，完全监护	quánmiàn kānhù, wánquán jiānhù
410	infectious disease	感染症	感染症	gǎnrǎnzhèng
411	to catch (disease)	感染する、うつる(病気が)	染上，感染	rǎnshàng, gǎnrǎn
412	liver	肝臓	肝脏	gānzàng
413	liver cancer	肝臓がん	肝癌	gān'ái
414	eye bandage	眼帯	眼罩	yǎnzhào

がんてい──きがえ

ophthalmoscopy	眼底検査	眼底检查	yǎndǐ jiǎnchá	415
diencephalon	間脳	间脑，中脑	jiānnǎo, zhōngnǎo	416
affected part	患部	患部	huànbù	417
Chinese herbal medicine	漢方薬	中药	zhōngyào	418
pill	丸薬	药丸，丸药	yàowán, wányào	419
き				
anamnesis	既往症	病史，既往病历	bìngshǐ, jìwǎng bìnglì	420
past history, anamnesis	既往歴	既往史	jìwǎngshǐ	421
to get along with	気が合う	合得来，对劲儿	hédelái, duìjìnr	422
changing clothes	着替え	更衣，换衣服	gēngyī, huàn yīfu	423

44

424	to change clothes	着替える	换衣服	huàn yīfu
425	very much oppressed, to feel oppressed	気が詰まる	憋得慌，发闷	biēdehuāng, fāmèn
426	delirium	気が遠くなる	神智昏迷，失去知觉	shénzhì hūnmí, shīqù zhījué
427	to feel low	気が塞ぐ	心里郁闷	xīnlǐ yùmèn
428	to feel depressed	気が滅入る	愁闷，郁闷	chóumèn, yùmèn
429	to feel nervous	気が揉める	焦虑不安	jiāolǜ-bùān
430	trachea	気管	气管	qìguǎn
431	bronchus	気管支	支气管	zhīqìguǎn
432	bronchitis	気管支炎	支气管炎	zhīqìguǎnyán
433	bronchiectasis	気管支拡張症	支气管扩张	zhīqìguǎn kuòzhāng

bronchial asthma	気管支喘息	支气管哮喘	zhīqìguǎn xiàochuǎn	434
to be in a good mood	機嫌がいい	高兴，心情好	gāoxìng, xīnqíng hǎo	435
to be in a bad mood	機嫌が悪い	不高兴，情绪不佳	bù gāoxìng, qíngxù bùjiā	436
to hear	聞こえる	听得见，能听见	tīngdejiàn, néng tīngjiàn	437
wound, injury, hurt	傷	伤，创伤	shāng, chuāngshāng	438
scar	傷跡	伤疤，疤瘌	shāngbā, bāla	439
sore	傷口	伤口	shāngkǒu	440
to treat the wound	傷の手当をする	处理伤口	chǔlǐ shāngkǒu	441
to clean the wound	傷を消毒する	消毒伤口	xiāodú shāngkǒu	442
to recover from injury	傷を養生する	养伤	yǎngshāng	443

きぜつす──きびしい

444	to pass out	気絶する	昏过去，晕倒	hūnguòqù, yūndǎo
445	dirty	汚い	脏，肮脏	zāng, āngzāng
446	tight	きつい	紧的，紧紧的	jǐnde, jǐnjǐnde
447	strained back	ぎっくり腰	闪腰	shǎnyāo
448	critical condition	危篤状態	危急状态	wēijí zhuàngtài
449	to be in critical condition	危篤になる	陷于病危	xiànyú bìngwēi
450	to be worried about	気にかかる	担心，挂念，放心不下	dānxīn, guànniàn, fàngxīn bùxià
451	to divert oneself	気晴らしをする	散散心	sànsànxīn
452	to strain	きばる	憋气，使劲	biēqì, shǐjìn
453	strict	厳しい	严厉，严峻	yánlì, yánjùn

47

ぎぶす——きゅうき

plaster cast	ギブス、ギプス	石膏	shígāo	454
to feel good	気分がいい	心情舒畅	xīnqíng shūchàng	455
to feel depressed	気分がくさくさする	郁闷，闷闷不乐	yùmèn，mènmèn-bùlè	456
to feel ill, disgusting	気分が悪い	不舒服，情绪不好	bù shūfu，qíngxù bùhǎo	457
to feel comfortable	気持がいい	舒服	shūfu	458
to feel ill	気持が悪い	不舒服，难受	bùshūfu，nánshòu	459
refreshed, comfortable	気持ちよい	舒服的，舒畅的	shūfu de，shūchàng de	460
reflux esophagitis	逆流性食道炎	反流性食管炎	fǎnliúxìng shíguǎnyán	461
ambulance	救急車	救护车，急救车	jiùhùchē，jíjiùchē	462
emergency medical treatment	救急診療	急诊	jízhěn	463

464	rest	休憩 きゅうけい	休息	xiūxi
465	office closed	休診 きゅうしん	停诊	tíngzhěn
466	inhalation, to inhale	吸入する きゅうにゅう	吸入	xīrù
467	inhalants	吸入薬 きゅうにゅうやく	吸入剂	xīrù jì
468	emergency medical center	救命救急センター きゅうめいきゅうきゅう	急救中心	jíjiù zhōngxīn
469	sternum	胸骨 きょうこつ	胸骨	xiōnggǔ
470	angina pectoris	狭心症 きょうしんしょう	心绞痛	xīnjiǎotòng
471	to be cooperative	協調性がある きょうちょうせい	协调的，善于交际的	xiétiáo de, shànyú jiāojì de
472	thoracic vertebra	胸椎 きょうつい	胸椎	xiōngzhuī
473	chest pain	胸痛 きょうつう	胸痛	xiōngtòng

きょうは──きらく

obsessive-compulsive disorder	強迫性障害（きょうはくせいしょうがい）	强迫症	qiángpòzhèng	474
obsessive- compulsive neurosis	強迫性神経症（きょうはくせいしんけいしょう）	强迫性神经病	qiángpòxìng shénjīng bìng	475
pleura	胸膜（きょうまく）	胸膜	xiōngmó	476
sclera	強膜（きょうまく）	巩膜	gǒngmó	477
pleurisy	胸膜炎（きょうまくえん）	胸膜炎	xiōngmóyán	478
to be interested in	興味がある（きょうみ）	有兴趣	yǒu xìngqù	479
regional anesthesia	局部麻酔（きょくぶますい）	局部麻醉	júbù mázuì	480
anorexia nervosa	拒食症（きょしょくしょう）	神经性厌食症	shénjīngxìng yànshízhèng	481
to hate	嫌う（きら）	嫌恶，厌烦	xiánwù， yànfán	482
easygoing	気楽（きらく）	舒畅，轻松	shūchàng， qīngsōng	483

50

484	Guillain-Barre syndrome	ギラン・バレー症候群	吉兰-巴雷综合症	Jílán-bāléi zōnghézhèng
485	cut	切り傷	刀伤，切伤	dāoshāng，qiēshāng
486	to feel a sharp continuous pain	きりきり痛い	钻心地疼，绞痛	zuānxīn de téng，jiǎotòng，
487	griping pain，a sharp pain	錐で刺されたような痛み、キリキリ	刺痛般的疼痛，针刺痛	cìtòng bān de téngtòng，zhēncìtòng
488	to cut	切る	切，剪	qiē，jiǎn
489	to put on	（服を）着る	穿（衣服）	chuān（yīfu）
490	to lose consciousness	気を失う	昏过去	hūnguòqù
491	discouraged	気を落す	灰心，泄气，沮丧	huīxīn，xièqì，jǔsàng
492	to be aware	気をつける	担心，小心	dānxīn，xiǎoxīn
493	to have misgivings	気をもむ	焦虑	jiāolǜ

きんし——ぐあい

myopia	近視	近视	jìnshì	494
muscular dystrophy, MD	筋ジストロフィー	肌肉萎缩症	jīròu wěisuōzhèng	495
myopic astigmatism	近視性乱視	近视散光	jìnshì sǎnguāng	496
withdrawal symptoms	禁断症状	成瘾性症状，犯瘾症状	chéngyǐnxìng zhèngzhuàng, fànyǐn zhèngzhuàng	497
to get nervous	緊張する	紧张	jǐnzhāng	498
muscle	筋肉	肌肉	jīròu	499
to be sore, muscleache	筋肉痛	肌肉疼痛	jīròu téngtòng	500
gold tooth	金歯	金牙	jīnyá	501
		く		
condition, shape	具合、調子	情况，状态	qíngkuàng, zhuàngtài	502

503	zzz..., z-z-z	ぐうぐう（いびきをかく音）	呼噜呼噜	hūlu hūlu
504	to be fast asleep	グーグー寝る	呼呼大睡	hūhū dàshuì
505	jejunum	空腸	空肠	kōngcháng
506	hunger	空腹	空腹	kōngfù
507	fasting blood sugar	空腹時血糖	空腹时血糖	kōngfùshí xuètáng
508	citric acid	クエン酸	柠檬酸	níngméndgsuān
509	to stink, stinky	臭い	臭，难闻	chòu, nánwén
510	to sprain	挫く	扭伤	niǔshāng
511	sneezing	くしゃみ	喷嚏	pēntì
512	to sneeze	くしゃみをする	打喷嚏	dǎ pēntì

くすり——くちをあ

medicine	薬	药	yào	513
the third finger, the ring finger (mostly of one's left hand), fourth proximal digit	薬指	无名指	wúmíngzhǐ	514
to take medicine	薬を飲む	吃药	chīyào	515
to get tired	くたくた、(疲れて)ぐったりする	精疲力竭	jīngpí-lìjié	516
dead tired, exhausted	くたくたに疲れる	累得精疲力尽	lèi de jīngpí-lìjìn	517
to be tired	くたびれる	累，疲劳	lèi, píláo	518
mouth	口	嘴，嘴巴	zuǐ, zuǐba	519
thirsty, dry mouse	口が渇く	口干	kǒu gān	520
lip	唇	嘴唇	zuǐchún	521
to open one's mouth	口を開ける	张开嘴	zhāngkāi zuǐ	522

54

523	shoes	靴	鞋	xié
524	socks	靴下	袜子	wàzi
525	to have a good sleep	ぐっすり眠る	睡得很香	shuì de hěnxiāng
526	to get tired	(疲れて)ぐったりする、くたくた	精疲力竭	jīngpí- lìjié
527	to be exhausted (with fever)	ぐったりする(発熱などで)	渾身酸懶	húnshēn suānlǎn
528	wearily	ぐったりと	瘫软	tānruǎn
529	to stickle	くどくど言う	絮絮叨叨	xùxù dāodāo
530	neck	首	脖子	bózi
531	back of the neck	首筋	脖颈	bógěng
532	subarachnoid hemorrhage	くも膜下出血	蛛网膜下腔出血	zhūwǎngmó xiàqiāng chūxuè

くやしい──くりーむ

mortifying, to feel humiliation and shame	悔しい	委屈	wěiqū	533
to regret	悔む	懊悔，后悔	àohuǐ，hòuhuǐ	534
to worry	くよくよする	耿耿于怀，闷闷不乐	gěnggěngyúhuái，mènmèn-bùlè	535
crown	クラウン、被せ、 歯冠補綴物	假齿冠	jiǎchǐguān	536
to cover with a crown	クラウンを被せる	套冠	tàoguān	537
chlamydia	クラミジア	衣原体	yīyuántǐ	538
chlamydia infection	クラミジア感染症	衣原体感染病	yīyuántǐ gǎnrǎnbìng	539
to feel dizzy, to feel light-headed	眩む	头昏眼花，眩晕	tóuhūn yǎnhuā，xuànyùn	540
cream	クリーム	乳霜，乳膏，雪花膏	rǔshuāng，rǔgāo，xuěhuāgāo	541
to rub cream	クリームをぬる	抹乳液，涂乳霜	mǒ rǔyè，tú rǔshuāng	542

543	glycogen	グリコーゲン	糖原	tángyuán
544	glucosamine	グルコサミン	氨基葡萄糖	ānjī pútáotáng
545	to become painful	苦^{くる}しくなる	痛苦，难受	tòngkǔ, nánshòu
546	ankle	踝^{くるぶし}	脚踝	jiǎohuái
547	wheelchair	車椅子^{くるまいす}	轮椅	lúnyǐ
548	avulsed wound	車^{くるま}にひかれた傷^{きず}	轧伤	yàshāng
549	to get car sick	車^{くるま}に酔^よう	晕车	yùnchē
550	globulin	グロブリン	球蛋白	qiúdànbái
551	black eye	黒目^{くろめ}	黑眼珠	hēiyǎnzhū

け

けあな――けーすわ

pores	毛孔	毛孔	máokǒng	552
care plan	ケアプラン	服务利用计划	fúwù lìyòng jìhuà	553
long term care support	ケアマネージャー、ケアマネ	护理专员，护专	hùlǐ zhuānyuán, hùzhuān	554
shin bone	脛骨	胫骨	jìnggǔ	555
diverticulitis	憩室炎	憩室炎	qìshìyán	556
cervical vertebra	頸椎	颈椎	jǐngzhuī	557
carotid artery	頸動脈	颈动脉	jǐngdòngmài	558
neck	頸部	颈部	jǐngbù	559
to convulse	痙攣する	抽筋，痉挛	chōujīn, jìngluán	560
caseworker	ケースワーカー	社会工作者	shèhuì gōngzuòzhě	561

58

562	to gag on	げえっと吐き気がする	哇哇地想呕吐	wāwāde xiǎng ǒutù
563	injury, wound	怪我	伤	shāng
564	surgery	外科	外科	wàikē
565	surgeon	外科医	外科医生	wàikē yīshēng
566	injured person	怪我人	伤员	shāngyuán
567	to injure	怪我をする	受伤	shòushāng
568	acute pain, severe pain	激痛	剧痛	jùtòng
569	laxative	下剤	泻药	xièyào
570	makeup	化粧	化妆	huàzhuāng
571	to make up	化粧する	化妆	huàzhuāng

けす——けっかく

to turn off	消す	关掉， 切断（电源，煤气等）	guāndiào, qiēduàn（diànyuán，méiqì děng）	572
blood pressure	血圧	血压	xuèyā	573
elevation of blood pressure	血圧が上がる	血压升高	xuèyā shēnggāo	574
to check blood pressure	血圧を測る	量血压	liáng xuèyā	575
blood	血液、血	血液	xuèyè	576
blood type	血液型	血型	xuèxíng	577
typhoid	血液がどろどろ	血黏度增高	xuèniándù zēnggāo	578
blood test	血液検査	血液检查，验血	xuèyè jiǎnchá，yànxiě	579
hemodialysis	血液透析	血液透析	xuèyè tòuxī	580
tuberculosis，T. B	結核	结核，痨病	jiéhé，láobìng	581

60

582	blood vessel	血管 <small>けっかん</small>	血管	xuèguǎn
583	blood circulation	血行 <small>けっこう</small>	血液流通，血液循环	xuèyè liútōng, xuèyè xúnhuán
584	fine, all right	結構です（肯定する意味で）<small>けっこう　こうてい　い み</small>	好的，可以的	hǎode, kěyǐde
585	plasma	血漿 <small>けっしょう</small>	血浆	xuèjiāng
586	platelet	血小板 <small>けっしょうばん</small>	血小板	xuèxiǎobǎn
587	serum	血清 <small>けっせい</small>	血清	xuèqīng
588	nodule	結節 <small>けっせつ</small>	结节	jiéjié
589	thrombus	血栓症 <small>けっせんしょう</small>	血栓症	xuèshuānzhèng
590	to be haggard	げっそりする	消瘦，衰弱，瘦弱	xiāoshòu, shuāiruò, shòuruò
591	bloody phlegm	血痰 <small>けったん</small>	血痰	xuètán

けっちょ──けつまく

colon	結腸	结肠	jiécháng	592
sedimentation rate	血沈	血沉	xuèchén	593
blood sugar	血糖	血糖	xuètáng	594
blood sugar level	血糖値	血糖值	xuètángzhí	595
blood in urine	血尿	血尿	xuèniào	596
belching of gas	ゲップ、噯気	嗳气，打嗝儿	àiqì, dǎgér	597
to belch	ゲップをする	打嗝儿	dǎgér	598
blood in stool	血便	血便	xuèbiàn	599
conjunctiva	結膜	结膜	jiémó	600
conjunctivitis, pink eye	結膜炎	红眼病，结膜炎	hóngyǎnbìng, jiémóyán	601

62

602	hemophilia	血友病	血友病	xuèyǒu bìng
603	antidote, detoxicant	解毒剤	解毒药	jiědúyào
604	antipyretic	解熱剤	退烧药，解热药	tuìshāoyào, jiěrèyào
605	antipyretic sheet	解熱シート	退热贴	tuìrètiē
606	diarrhea	下痢	腹泻，拉肚子	fùxiè, lādùzi
607	antidiarrhea	下痢止め	止泻药	zhǐxièyào
608	to kick	蹴る	踢	tī
609	reduced salt	減塩	低盐	dīyán
610	optometry	検眼	验光	yànguāng
611	to cheer up	元気が出る	来精神	lái jīngshén

けんけつ──けんたい

blood donation	けんけつ 献血	献血	xiànxuè	612
scapula	けんこうこつ 肩甲骨	肩胛骨	jiānjiǎgǔ	613
scapular region	けんこう ぶ 肩甲部	肩胛	jiānjiǎ	614
health insurance card	けんこう ほ けんしょう 健康保険証	医保卡，健康保险证	yībǎokǎ，jiànkāng bǎoxiǎnzhèng	615
speech defect	げん ご しょうがい 言語障害	语言障碍	yǔyán zhàng'ài	616
ST，Speech Therapist	げん ご ちょうかく し 言語聴覚士	语言治疗师	yǔyán zhìliáoshī	617
to test，to examine	けん さ 検査する	化验	huàyàn	618
canine tooth	けん し 犬歯	犬齿，虎牙，尖牙	quǎnchǐ，hǔyá，jiānyá	619
tendovaginitis	けんしょうえん 腱鞘炎	腱鞘炎	jiànqshāoyán	620
to feel sluggish	けんたいかん 倦怠感がある	感觉疲惫，觉得疲倦	gǎnjué píbèi，juéde píjuàn	621

622	auditory hallucination	幻聴 げんちょう	幻听	huàntīng
623	to be exhausted	げんなりする	（因厌烦或疲倦而） 没有精神，无精打采	（yīn yànfán huò píjuàn ér） méiyǒu jīngshén，wújīng-dǎcǎi
624	urine test	検尿 けんにょう	验尿	yànniào
625	stool test	検便 けんべん	验便	yànbiàn
		こ		
626	blood pressure medication	降圧剤 こうあつざい	降血压药	jiàng xuèyā yào
627	testicle	睾丸 こうがん	睾丸	gāowán
628	anti-cancer agent	抗がん剤 こう　ざい	抗癌剂	kàng'áijì
629	intraoral	口腔内 こうくうない こうこうない	口腔内	kǒuqiāngnèi
630	hypertension	高血圧 こうけつあつ	高血压	gāoxuèyā

こうけつ──こうじょ

hypertension	こうけつあつしょう 高血圧症	高血压症	gāoxuèyàzhèng	631
hyperlipemia	こうけっし 高血脂	高血脂	gāoxuèzhī	632
collagen disease	こうげんびょう 膠原病	胶原病	jiāoyuánbìng	633
high cholesterol	こう 高コレステロール	高胆固醇	gāodǎngùchún	634
iris	こうさい 虹彩	虹膜	hóngmó	635
hyperlipemia	こうしけっしょう 高脂血症	高血脂，高脂血症	gāoxuèzhī, gāozhīxuèzhèng	636
higher brain dysfunction	こうじのうきのうしょうがい 高次脳機能障害	脑功能障碍	nǎogōngnéng zhàngài	637
bad breath	こうしゅう 口臭	口臭	kǒuchòu	638
thyroid gland	こうじょうせん 甲状腺	甲状腺	jiǎzhuàngxiàn	639
thyroiditis	こうじょうせんえん 甲状腺炎	甲状腺炎	jiǎzhuàngxiàn yán	640

こうしょ——こうない

641	acrophobia, fear of heights	こうしょきょうふしょう 高所恐怖症	恐高症	kŏnggāozhèng
642	antibiotic	こうせいぶっしつ 抗生物質	抗菌素，抗生素	kàngjūnsù, kàngshēngsù
643	larynx	こうとう 喉頭	喉头	hóutóu
644	laryngitis	こうとうえん 喉頭炎	喉炎	hóuyán
645	epiglottis	こうとうがい 喉頭蓋	喉头盖	hóutóugài
646	cancer of larynx	こうとう 喉頭がん	喉癌	hóu'ái
647	occipital bone	こうとうこつ 後頭骨	枕骨	zhěngǔ
648	occipital	こうとうぶ 後頭部	后脑勺	hòunǎosháo
649	occipital lobe	こうとうよう 後頭葉	枕叶	zhěnyè
650	stomatitis	こうないえん 口内炎	口疮，口腔炎	kǒuchuāng, kǒuqiāngyán

67

こうにょ――ここちよ

high uric acid	高尿酸値症	高尿酸值症	gāoniàosuānzhí zhèng	651
menopausal disorder	更年期障害	更年期障碍	gēngniánqī zhàng'ài	652
anus	肛門	肛门	gāngmén	653
aging	高齢化	老龄化	lǎolínghuà	654
faint voice	声がかすれる	嘶哑	sīyǎ	655
misunderstanding	誤解	误解，误会	wùjiě, wùhuì	656
hip joint	股関節	髋关节	kuānguānjié	657
respiratory division	呼吸器科	呼吸器科	hūxīqìkē	658
chewy	コシがある	韧劲	rènjìn	659
comfortable	心地よい	舒服	shūfu	660

68

661	mind, heart	こころ 心	心，心理	xīn, xīnlǐ
662	waist, back	こし 腰	腰	yāo
663	misdiagnosis	ごしん 誤診	误诊	wùzhěn
664	this way	こちらに	这边，这里	zhèbiān, zhèlǐ
665	skeleton	こっかく 骨格	骨骼	gǔgé
666	bone marrow	こつずい 骨髄	骨髓	gǔsuǐ
667	inflammation of the bone marrow	こつずいえん 骨髄炎	骨髓炎	gǔsuǐyán
668	bone fracture	こっせつ 骨折	骨折	gǔzhé
669	to break one's (leg/arm)	こっせつ 骨折する	骨折	gǔzhé
670	osteoporosis	こつそしょうしょう 骨粗鬆症	骨质疏松症	gǔzhì shūsōngzhèng

こつにく──こむらが

osteosarcoma	骨肉腫	骨肉瘤	gǔròuliú	671
pelvis	骨盤	骨盆	gǔpén	672
bone density	骨密度	骨质密度，骨密度	gǔzhì mìdù, gǔmìdù	673
powdered medicine	粉薬	散剂，药粉，药面	sǎnjì, yàofěn, yàomiàn	674
to spill	こぼす	洒，掉	sǎ, diào	675
to have a hacking cough	ごほんごほん咳する	吭吭地咳嗽	kēngkēng de késòu	676
tympanic membrane	鼓膜	鼓膜	gǔmó	677
to be in trouble	困る	为难，难过	wéinán, nánguò	678
rubber	ゴム	橡胶	xiàngjiāo	679
muscle spasm	腓返り	肌肉痉挛，腿肚子抽筋	jīròu jìngluán, tuǐdùzi chōujīn	680

70

681	temple	こめかみ 顳顬	太阳穴，额角	tàiyángxué, éjiǎo
682	the little toe	こゆびあし 小指(足)	小趾	xiǎozhǐ
683	the little finger, the pinkie	こゆびて 小指(手)	小指	xiǎozhǐ
684	collagen	コラーゲン	胶原蛋白	jiāoyuán dànbái
685	cholesterol	コレステロール	胆固醇	dǎngùchún
686	cholera	コレラ	霍乱	huòluàn
687	stomach rumbling	ごろごろお腹がなる	肚子咕噜咕噜地叫	dùzi gūlūgūlū de jiào
688	coronavirus	コロナウイルス	冠状病毒	guānzhuàng bìngdú
689	to fall, to slip	ころ てんとう たお 転ぶ、転倒する、倒れる	倒下，跌倒，摔，摔跤，摔倒	dǎoxià, diēdǎo, shuāi, shuāijiāo, shuāidǎo
690	scared, afraid	こわ 怖い	可怕，令人害怕	kěpà, lìngrén hàipà

to be stiff	ゴワゴワしている	硬硬的，硬邦邦的	yìngyìngde, yìng bāngbāng de	691
coma	昏睡状態 （こんすいじょうたい）	昏迷状态	hūnmí zhuàngtài	692
contact lens	コンタクトレンズ	隐形眼镜	yǐnxíng yǎnjìng	693
condom	コンドーム	避孕套	bìyùntào	694
perplexing	困惑させる （こんわく）	困惑	kùnhuò	695

さ

Cervarix	サーバリックス(子宮 頸がんワクチン)	二价宫颈癌疫苗	èrjià gōngjǐng' ái yìmiáo	696
slit- lamp	細隙灯 （さいげきとう）	裂隙灯	lièxìdēng	697
to take blood sample	採血する （さいけつ）	采血	cǎixiě	698
re- examination	再検査 （さいけんさ）	复查	fùchá	699

700	re- examination	再診	复诊	fùzhěn
701	home health care	在宅ケア	家庭护理	jiātíng hùlǐ
702	urinespecimen collection	採尿	取尿样	qǔ niàoyàng
703	recurrence	再発	复发	fùfā
704	cell	細胞	细胞	xìbāo
705	to do a handstand	逆立ちする	倒立	dàolì
706	trichiasis	逆睫毛、睫毛乱生	倒睫毛	dào jiémáo
707	occupation therapist	作業療法士	职业治疗师，职业理疗师	zhíyè zhìliáoshī, zhíyè lǐliáoshī
708	crispy	（歯ざわりがよくて）さくさくした	脆	cuì
709	clavicle	鎖骨	锁骨	suǒgǔ

ざこつ──さびしい

ischium	坐骨	坐骨	zuògǔ	710
subclavian artery	鎖骨下静脈	锁骨下静脉	suǒgǔxià jìngmài	711
to assist	支える	扶	fú	712
hangnail	ささくれ	倒刺	dàocì	713
to get a hangnail	ささくれができる	长倒刺	zhǎng dàocì	714
stab wound	刺し傷	刺伤	cìshāng	715
to have a stabbing pain	差し込むように痛い	针刺似的疼痛	zhēncìshì de téngtòng	716
refreshing flavor	さっぱりした味	清淡	qīngdàn	717
to feel refreshed	さっぱりする	清爽，爽快	qīngshuǎng, shuǎngkuài	718
lonely	寂しい	寂寞，孤寂	jìmò, gūjì	719

720	health care products	サプリメント	保健品	bǎojiànpǐn
721	medical support	サポーター	护身，护腿	hùshēn, hùtuǐ
722	chill	寒気、悪寒	寒战，发冷	hánzhàn, fālěng
723	to feel a chill, to have a chill	寒気がする、悪寒がする	身上发冷，寒战	shēnshang fālěng, hánzhàn
724	to feel chilly	寒気でゾクゾクする	浑身发冷	húnshēn fālěng
725	suppository	座薬	栓剂，坐药	shuānjì, zuòyào
726	to feel rough	ザラザラする	粗糙，不光滑	cūcāo, bù guānghuá
727	deltoid muscle	三角筋	三角肌	sānjiǎojī
728	puerperal fever	産褥熱	月子病，产褥热	yuèzibìng, chǎnrùrè
729	oxygen bomb	酸素ボンベ	氧气瓶	yǎngqì píng

ざんにょ——じぇねり

residual urine	残尿感	余尿感	yúniào gǎn	730
semicircular canals	三半規管	半规管	bànguīguǎn	731
obstetrics and gynecology	産婦人科	妇产科	fùchǎnkē	732

し

internal hemorrhoids	痔	痔疮	zhìchuāng	733
happiness	幸せ	幸福	xìngfú	734
hepatitis C	Ｃ型肝炎	丙型肝炎	bǐngxíng gānyán	735
CT inspection	ＣＴ検査	电脑断层检查	diànnǎo duàncéng jiǎnchá	736
to examine the CT inspection	ＣＴ検査をする	做CT检查	zuò CT jiǎnchá	737
generic drug	ジェネリック薬	非专利药，仿制药	fēizhuānlìyào，fǎngzhìyào	738

739	salty, be found of salty food	塩味、塩味好み	咸味，口重	xiánwèi, kǒuzhòng
740	salty	塩辛い	咸	xián
741	dentistry	歯科	牙科	yákē
742	auricle	耳介	耳郭	ěrguō
743	blurred vision	視界がぼやける	视力模糊	shìlì móhu
744	parotid gland	耳下腺	腮腺	sāixiàn
745	dental crown	歯冠	牙冠	yáguān
746	time	時間	时间	shíjiān
747	crown	歯冠補綴物、クラウン、被せ	假齿冠	jiǎchǐguān
748	digitalis	ジキタリス	洋地黄	yángdìhuáng

しきもう──しこう

color blindness	色盲（しきもう）	色盲	sèmáng	749
uterus	子宮（しきゅう）	子宫	zǐgōng	750
ectopic pregnancy	子宮外妊娠（しきゅうがいにんしん）	宫外孕	gōngwàiyùn	751
uterine cancer	子宮がん（しきゅう）	子宫癌	zǐgōng' ái	752
myoma of uterus	子宮筋腫（しきゅうきんしゅ）	子宫肌瘤	zǐgōng jīliú	753
carcinoma of uterine cervix	子宮頸がん（しきゅうけい）	子宫颈癌	zǐgōng jǐng'ái	754
uterine cervix	子宮頸部（しきゅうけいぶ）	子宫颈部	zǐgōng jǐngbù	755
to have a slight pain	シクシク痛む（いた）	轻微疼痛，隐隐作痛，丝丝拉拉地疼	qīngwēi téngtòng, yǐnyǐn zuòtòng, sīsī lālā de téng	756
to stop bleeding	止血する（しけつ）	止血	zhǐxuè	757
plaque	歯垢、プラーク（しこう）	牙垢，斑块，牙菌斑，空斑	yágòu, bānkuài, yájūnbān, kōngbān	758

759	autoimmune disease	自己免疫疾患	风湿免疫疾病，自身免疫病	fēngshī miǎnyì jíbìng, zìshēn miǎnyì bìng
760	lump	瘤	疙瘩，肿块，硬块	gēda, zhǒngkuài, yìngkuài
761	dental root	歯根	牙根	yágēn
762	root canal	歯根管	牙根管	yágēnguǎn
763	apical foramen	歯根尖孔	牙根尖孔	yágēn jiānkǒng
764	lipid	脂質	脂质	zhīzhì
765	dyslipidemia	脂質異常症	脂质异常症，血脂异常	zhīzhì yìchángzhěng, xuèzhī yìcháng
766	lipid control	脂質制御	调脂	tiáozhī
767	periodontitis	歯周炎	牙周炎	yázhōuyán
768	periodontal diseases	歯周病	牙周病	yázhōubìng

ししゅう――しせきを

periodontal pocket	歯周ポケット	牙周袋	yázhōudài	769
thalamus	視床	丘脑	qiūnǎo	770
self-help device	自助具	自助器具	zìzhù qìjù	771
optic nerve	視神経	视神经	shìshénjīng	772
optic atrophy	視神経萎縮	视神经萎缩	shìshénjīng wěisuō	773
dental pulp	歯髄	牙髓	yásuǐ	774
dental pulpitis	歯髄炎	牙髓炎	yásuǐyán	775
tartar	歯石	牙石，牙垢	yáshí, yágòu	776
scaling	歯石除去	洗牙	xǐyá	777
to take the tartar	歯石を取る	去掉牙石	qùdiào yáshí	778

80

779	dental alveolus	歯槽	牙槽	yácáo
780	alveolar bone	歯槽骨	牙槽骨	yácáogǔ
781	pyorrhea alveolaris	歯槽膿漏	牙槽脓漏，牙槽脓肿	yácáo nónglòu，yácáo nóngzhǒng
782	tongue	舌	舌头	shétou
783	lower jaw	下顎	下颏，下巴颏	xiàkē，xiàbākē
784	extremely hot	舌が痺れるほど辛い	麻辣	málà
785	underwear	下着、肌着	内衣	nèiyī
786	lower lip	下くちびる	下唇	xiàchún
787	belly	下腹	小肚子，小腹	xiǎodùzi，xiǎofù
788	toothache	歯痛、歯痛	齿痛，牙疼	chǐtòng，yáténg

しつがい──しっしん

petella	しつがいこつ 膝蓋骨	膝蓋骨	xīgàigǔ	789
hard, tight	しっかり	结实的，坚固的，牢固的	jiēshíde, jiāngù de, láogù de	790
disease spectrum	しっかん 疾患スペクトラム	疾病谱	jíbìngpǔ	791
incontinence	しっきん 失禁、おもらし	失禁	shījìn	792
to wet oneself	しっきん 失禁する、（尿を）漏らす	失禁	shījìn	793
incontinence pants	しっきん 失禁パンツ	失禁裤	shījìnkù	794
aphasia	しつごしょう 失語症	失语症	shīyǔzhèng	795
faint	しっしん 失神	失神	shīshén	796
eczema	しっしん 湿疹	湿疹	shīzhěn	797
to have eczema	しっしん 湿疹がでる	起湿疹	qǐ shīzhěn	798

しっそう──じびょう

799	missing old man	失踪老人	走失老人	zǒushīlǎorén
800	compress	湿布	湿敷	shīfū
801	to put an ice pack on the injured area	湿布をはる	敷，湿敷	fū，shīfū
802	to be disappointed	失望する	失望	shīwàng
803	loss of vision	失明	失明	shīmíng
804	gum	歯肉	牙龈，牙床	yáyín，yáchuáng
805	gingivitis	歯肉炎	牙龈炎	yáyínyán
806	to die	死ぬ	死去，死亡	sǐqù，sǐwáng
807	otolaryngology	耳鼻咽喉科	耳鼻喉科，耳鼻咽喉科	ěrbíhóukē，ěrbí yānhóukē
808	chronic disease	持病	老病	lǎobìng

83

しびれる——しや

to be paralyzed, to be numbed	痺れる	麻痺，发麻	mábì, fāmá	809
astringent	渋い	涩	sè	810
diphtheria	ジフテリア	白喉	báihóu	811
autism	自閉症	自闭症，孤独癖	zìbìzhèng, gūdúpǐ	812
fat	脂肪	脂肪	zhīfáng	813
fatty liver disease, FLD, hepatic fatty liver disease	脂肪肝	脂肪肝	zhīfánggān	814
to pierce	沁みる	（由液体或气体强烈刺激神经导致的）刺痛，呛痛	（yóu yètǐ huò qìtǐ qiángliè cìjī shénjīng dǎozhì）cìtòng, qiàngtòng	815
squeezing pain	締め付けられるような痛み	闷紧那样的疼痛	mēnjǐn nàyàng de téngtòng	816
to close	閉める	关(门窗等)	guān(ménchuāngděng)	817
visual field	視野	视野	shìyě	818

84

819	training wear	ジャージ	运动衫	yùndòngshān
820	to sit down on one's heels, to squat down	しゃがみこむ	蹲下来	dūnxiàlai
821	to squat	しゃがむ	下蹲，蹲	xiàdūn, dūn
822	squint	斜視<ruby>しゃし</ruby>	斜视	xiéshì
823	shirt	シャツ	衬衫	chènshān
824	hiccups	しゃっくり	呃逆，打嗝儿	ènì, dǎgér
825	elbow bone	尺骨<ruby>しゃっこつ</ruby>	尺骨	chǐgǔ
826	to feel gritty inside one's mouth	（口の中が）じゃりじゃりしている	牙碜	yáchěn
827	shower	シャワー	淋浴	línyù
828	to take a shower	シャワーを浴びる	洗淋浴	xǐ línyù

しゃんぷ──じゅくす

shampoo	シャンプー	洗发液，洗发剂	xǐfàyè, xǐfàjì	829
shampoo hat	シャンプーハット	洗发帽	xǐfàmào	830
I. C. U	集中治療室	重症监护室	zhòngzhèng jiānhùshì	831
serious illness	重症	重伤	zhòngshāng	832
to suffer a serious injury	重症を負う	受重伤	shòu zhòngshāng	833
serious condition	重態、重体	病情危急，病危，伤重	bìngqíng wēijí, bìngwēi, shāngzhòng	834
duodenum	十二指腸	十二指肠	shíèrzhǐcháng	835
duodenal ulcer	十二指腸潰瘍	十二指肠溃疡	shíèrzhǐcháng kuìyáng	836
heavy particle radiotherapy	重粒子線治療	重粒子放射治疗	zhònglìzǐ fàngshè zhìliáo	837
sound sleep	熟睡	熟睡，酣睡	shúshuì, hānshuì	838

839	carpal bone	しゅこんこつ 手根骨	腕骨	wàngǔ
840	attending physician（Internal Medicine）, attending surgeon（Surgery）	しゅじい 主治医	主治医师	zhǔzhì yīshī
841	operation	しゅじゅつ 手術	开刀，手术	kāidāo, shǒushù
842	operation room	しゅじゅつしつ 手術室	手术室	shǒushùshì
843	to operate	しゅじゅつ 手術する	动手术	dòng shǒushù
844	operating table	しゅじゅつだい 手術台	手术台	shǒushùtái
845	bleeding	しゅっけつ 出血	出血	chūxiě
846	tumor	しゅよう 腫瘍	肿瘤	zhǒngliú
847	tumor marker	しゅよう 腫瘍マーカー	肿瘤标记物	zhǒngliú biāojìwù
848	circulatory organ	じゅんかんき 循環器	循环器官	xúnhuán qìguān

じゅんか──しょうか

cardiology	循環器科 (じゅんかんきか)	循环科	xúnhuánkē	849
depressurization	除圧 (じょあつ)	泄压，释压	xièyā, shìyā	850
anti- inflammatory drug	消炎剤 (しょうえんざい)	消炎药	xiāoyányào	851
disability handicap	障がい (しょう)	障碍	zhàng'ài	852
disabilities	障がい者 (しょう しゃ)	残疾人	cánjírén	853
digestive organ	消化器 (しょうかき)	消化器官	xiāohuàqìguān	854
pediatrics	消化器科 (しょうかきか)	消化科	xiāohuàkē	855
maxilla	上顎骨 (じょうがくこつ)	上颌骨	shàng hégǔ	856
pineal body	松果体 (しょうかたい)	松果体	sōngguǒtǐ	857
dyspepsia	消化不良 (しょうかふりょう)	消化不良	xiāohuà bùliáng	858

859	upper respiratory tract	上気道	上呼吸道	shàng hūxīdào
860	bicuspid tooth	小臼歯	前白齿	qiánjiùchǐ
861	shock wave	衝撃波	冲击波	chōngjī bō
862	ascending colon	上行結腸	升结肠	shēngjiécháng
863	ascending aorta	上行大動脈	升主动脉	shēngzhǔdòngmài
864	pill	錠剤	药片	yàopiàn
865	honest	正直	老实，诚实	lǎoshí, chéngshí
866	vitreous body	硝子体	晶状体，玻璃体	jīngzhuàngtǐ, bōlítǐ
867	vitreous clouding, vitreous opacity	硝子体混濁	玻璃体浑浊	bōlítǐ húnzhuó
868	sympton	症状	症状	zhèngzhuàng

しょうし──しょうも

to have a small appetite	しょうしょく 少食	吃得少	chīdeshǎo	869
superior vena cava	じょうだいじょうみゃく 上大静脈	上腔静脉	shàngqiāng jìngmài	870
small intestine	しょうちょう 小腸	小肠	xiǎocháng	871
pediatrics	しょうにか 小児科	儿科	érkē	872
infantile paralysis, polio	しょうにまひ 小児麻痺、ポリオ	小儿麻痹，脊髓灰质炎	xiǎo'érmábì, jǐsuǐhuīzhìyán	873
cerebellum	しょうのう 小脳	小脑	xiǎonǎo	874
upper body	じょうはんしん 上半身	上半身	shàngbànshēn	875
vein	じょうみゃく 静脈	静脉	jìngmài	876
varix, phlebeurysm	じょうみゃくりゅう 静脈瘤	静脉瘤	jìngmàiliú	877
trichiasis	しょうもうらんせい　さかまつげ 睫毛乱生、逆睫毛	倒睫毛	dào jiémáo	878

じょうよ──じょくそ

879	upper lobe	上葉 じょうよう	上肺	shàngfèi
880	upper arm	上腕 じょうわん	上腕，上臂	shàngwàn, shàngbì
881	humerus	上腕骨 じょうわんこつ	肱骨	gōnggǔ
882	trochlea of humerus	上腕骨滑車 じょうわんこつかっしゃ	肱骨滑车	gōnggǔ huáchē
883	jogging	ジョギング	跑步，慢跑	pǎobù, mànpǎo
884	after meals	食後 しょくご	饭后	fànhòu
885	diet	食事療法 しょくじりょうほう	膳食治疗，食疗	shànshí zhìliáo, shíliáo
886	diet	食生活 しょくせいかつ	饮食生活	yǐnshí shēnghuó
887	before meals	食前 しょくぜん	饭前	fànqián
888	bedsores	褥瘡、床ずれ じょくそう とこ	褥疮	rùchuāng

しょくち――しょくか

food poisoning	食中毒	食物中毒	shíwù zhòngdú	889
esophagus	食道	食管，食道	shíguǎn，shídào	890
plant fiber	食物繊維	食物纤维	shíwù xiānwéi	891
appetite	食欲	胃口	wèikǒu	892
to have an appetite	食欲がある	有食欲	yǒu shíyù	893
to have no appetite	食欲がない	没有食欲，胃口不好	méiyǒu shíyù，wèikǒu bùhǎo	894
anorexia，poor appetite	食欲不振	食欲不振	shíyù bùzhèn	895
to look small	しょげかえる	无精打采，没精打采	wújīng-dǎcǎi，méijīng-dǎcǎi	896
a first visit to a doctor	初診	初诊	chūzhěn	897
between meals	食間	两餐之间	liǎngcān zhījiān	898

92

しょっく──しりょく

899	shock	ショック	打击，休克	dǎjī, xiūkè
900	to prescribe a medicine	処方する	开药方	kāi yàofāng
901	prescription	処方箋	药方	yàofāng
902	to get bleary eyes	しょぼしょぼする	朦胧	ménglóng
903	buttocks	尻	屁股	pìgu
904	independent life	自立した生活	独立生活	dúlì shēnghuó
905	autonomic nerve	自律神経	植物性神经	zhíwùxìng shénjīng
906	vegetative dystonia	自律神経失調症	植物性神经失调	zhíwùxìng shénjīng shītiáo
907	to fall on one's posterior, to fall on one's hip	尻もちをつく	摔屁股蹲儿，屁股着地摔倒	shuāi pìgu dūnr, pìgu zhuódì shuāidǎo
908	eyesight,　vision	視力	视力	shìlì

しりょく——しんきん

eyesight table	視力表	視力表	shìlìbiǎo	909
to test a vision	視力を測る	测视力	cè shìlì	910
anal fistula	痔瘻	漏疮，肛瘘	lòuchuāng, gānglòu	911
seborrhoic dermatitis	脂漏性湿疹	脂溢性湿疹	zhīyìxìng shīzhěn	912
syrup medicine	シロップ(風邪薬、喉薬)	糖浆	tángjiāng	913
the white of the eye	白目	白眼	báiyǎn	914
wrinkles	皺	皱	zhòu	915
psychogenic reaction	心因性反応	精神性反应	jīngshénxìng fǎnyìng	916
nephritis	腎炎	肾炎	shènyán	917
myocardial infarction	心筋梗塞	心肌梗塞	xīnjī gěngsè	918

94

919	myocardial bridge	心筋ブリッジ	心肌桥	xīnjīqiáo
920	nerves	神経	神经	shénjīng
921	neuropathy	神経障害	神经障碍	shénjīng zhàng'ài
922	nerve plexus	神経叢	神经丛	shénjīngcóng
923	preternatural anus	人工肛門	人工肛门	réngōng gāngmén
924	artificial respiration	人工呼吸	人工呼吸	réngōng hūxī
925	respirator	人工呼吸器	人工呼吸器	réngōng hūxīqì
926	(artical) dialysis	人工透析	人工透析	réngōng tòuxī
927	deep breathing	深呼吸	深呼吸	shēn hūxī
928	medical examination	診察	诊察	zhěnchá

しんさつ——じんじん

patient registration card	診察券 しんさつけん	医疗卡	yīliáokǎ	929
examination room	診察室 しんさつしつ	诊室	zhěnshì	930
to receive a medical examine	診察を受ける しんさつ　う	看病	kànbìng	931
ventricular premature beat	心室期外収縮 しんしつ き がいしゅうしゅく	室性早搏	shìxìng zǎobó	932
to become unconscious	人事不省になる じん じ ふ せい	昏迷	hūnmí	933
secretory otitis decline	滲出性中耳炎 しんしゅつせいちゅう じ えん	分泌性中耳炎	fēnmìxìng zhōng'ěryán	934
to believe	信じる しん	相信，信赖	xiāngxìn，xìnlài	935
tingling pain	じんじん痛い いた	一阵一阵地疼	yīzhèn yīzhèn de téng	936
to tingle, tingling pain	ジンジン痺れる しび	（因久坐或寒气，痛楚等引起的）发麻，刺痛	（yīn jiǔzuò huò hánqì，tòngchǔděng yǐnqǐ de）fāmá，cìtòng	937
to feel numb	（足が痺れて）じんじんする あし　しび	麻麻的	mámá de	938

96

939	kind	親切 <small>しんせつ</small>	亲切，热情	qīnqiè, rèqíng
940	heart	心臓 <small>しんぞう</small>	心脏	xīnzàng
941	kidney	腎臓 <small>じんぞう</small>	肾脏	shènzàng
942	heart transport	心臓移植 <small>しんぞう いしょく</small>	心脏移植	xīnzàng yízhí
943	one's heart is beating loudly, to flutter	心臓がどきどきする <small>しんぞう</small>	心脏扑腾扑腾地跳，心脏咚咚地响	xīnzàng pūténg pūténg de tiào, xīnzàng dōngdōng de xiǎng
944	kidney stone	腎臓結石 <small>じんぞうけっせき</small>	肾结石	shèn jiéshí
945	heart disease	心臓病 <small>しんぞうびょう</small>	心脏病	xīnzàngbìng
946	kidney disease	腎臓病 <small>じんぞうびょう</small>	肾脏病	shènzàngbìng
947	valvular heart disease	心臓弁膜症 <small>しんぞうべんまくしょう</small>	瓣膜性心脏病	bànmóxìng xīnzàngbìng
948	heart massage	心臓マッサージ <small>しんぞう</small>	心脏按摩	xīnzàng ànmó

じんたい──しんふぜ

ligament	じんたい 靱帯	韧带	rèndài	949
check-up, physical examination	しんたいけんさ 身体検査	体检，健康检查	tǐjiǎn, jiànkāng jiǎnchá	950
medical certificate	しんだんしょ 診断書	诊断书	zhěnduànshū	951
labor pains	じんつう 陣痛	阵痛	zhèntòng	952
electrocardiogram, ECG	しんでんず 心電図	心电图	xīndiàntú	953
renal dialysis	じんとうせき 腎透析	肾透析	shèn tòuxī	954
worry	しんぱい 心配	担心，挂念	dānxīn, guàniàn	955
to worry, to be anxious	しんぱい 心配する	担心，挂心	dānxīn, guàxīn	956
heart beat	しんぱく 心拍	心搏动，心跳	xīnbódòng, xīntiào	957
cardiac insufficiency	しんふぜん 心不全	心力衰竭，心衰	xīnlì shuāijié, xīnshuāi	958

じんふぜ──すいしょ

959	renal insufficiency, kidney failure	腎不全	肾功能衰竭，肾衰竭	shèngōngnéng shuāijié, shènshuāijié
960	pericardium	心膜	心膜	xīnmó
961	urticaria	蕁麻疹	寻麻疹	xúnmázhěn
962	to become sad	しんみりする	平心静气	píngxīn jìngqì
963	medical care	診療	诊疗，诊察	zhěnliáo, zhěnchá
964	medical departments	診療科	诊疗科	zhěnliáokē
965	psychosomatic medicine	心療内科	精神内科	jīngshén nèikē

す

| 966 | carebrospinal fluid examination | 髄液検査 | 脊髓液检查 | jǐsuǐyè jiǎnchá |
| 967 | lens | 水晶体 | 晶状体，晶体 | jīngzhuàngtǐ, jīngtǐ |

すいしょ──すきな

lens opacity	水晶体混濁	晶体浑浊	jīngtǐ húnzhuó	968
pancreas	膵臓	胰脏	yízàng	969
pancreatic cancer	膵臓がん	胰腺癌	yíxiàn'ái	970
varicella, chickenpox	水痘	水痘	shuǐdòu	971
impetigos	水疱	水疱	shuǐpào	972
liquid medicine	水薬	药水	yàoshuǐ	973
skirt	スカート	裙子	qúnzi	974
skull	頭蓋骨	颅骨，头盖骨	lúgǔ, tóugàigǔ	975
to have a throbbing pain	ずきずきする	一跳一跳地痛	yītiào yītiào de tòng	976
favorite	好きな	喜欢的，喜好的，受欢迎的	xǐhuānde, xǐhàode, shòu huānyíng de	977

978	skin care	スキンケア	护肤	hùfū
979	to like	好く	喜好，爱好	xǐhào, àihào
980	great, amazing, awesome	すごい	出色的，了不起的	chūsède, liǎobuqǐde
981	only a little	少しだけ	一点(儿)，一点点	yīdiǎn(r), yīdiǎndiǎn
982	to cramp	筋がつる	抽筋	chōujīn
983	strain	筋違い	扭筋	niǔjīn
984	to strain a muscle	筋を違える	筋错位	jīn cuòwèi
985	to move, to go	進む	前进	qiánjìn
986	statins	スタチン	他汀	tātīng
987	headache	頭痛	头痛，头疼	tóutòng, tóuténg

ずつうが——すとれす

to suffer from headache	頭痛<ruby>頭痛<rt>ずつう</rt></ruby>がする	头痛，头疼	tóutòng, tóuténg	988
headache medication	<ruby>頭痛薬<rt>ずつうやく</rt></ruby>	头疼药	tóuténgyào	989
to refresh, to feel refreshed	スッキリする	舒服，舒畅	shūfu, shūchàng	990
to feel refreshed	すっとする	(身心)爽快，舒畅	(shēnxīn)shuǎngkuài, shūchàng	991
sour	<ruby>酸<rt>す</rt></ruby>っぱい	酸	suān	992
stick	ステッキ	拐杖，手杖	guǎizhàng, shǒuzhàng	993
steroid	ステロイド	类固醇	lèigùchún	994
steroid therapy	ステロイド<ruby>治療<rt>ちりょう</rt></ruby>	类固醇治疗	lèigùchún zhìliáo	995
stoma	ストーマ	造瘘护理	zàolòu hùlǐ	996
stress	ストレス	精神紧张，精神压力	jīngshén jǐnzhāng, jīngshén yālì	997

998	to be stressed	ストレスがたまる	应激反应蓄积，精神压力大	yìng jī fǎnyìng xùjī, jīngshén yālì dà
999	stress condition	ストレス状態	紧张状态	jǐnzhāng zhuàngtài
1000	to get rid of stress, to be relieved	ストレスを解消する	消除紧张状态	xiāochú jǐnzhāng zhuàngtài
1001	stretch	ストレッチ	伸展体操	shēnzhǎn tǐcāo
1002	strecher	ストレッチャー	平车	píngchē
1003	obedient	素直	坦率，淳朴	tǎnshuài, chúnpǔ
1004	shin	脛	小腿，胫	xiǎotuǐ, jìng
1005	duckboard	すのこ	沟槽板，泄水板，箅子	gōucáobǎn, xièshuǐbǎn, bìzi
1006	spray	スプレー薬	喷剂	pēnjì
1007	to become smooth	スベスベになる	滑润	huárùn

すべる──せいかつ

to slip	滑る	打滑，站不住脚	dǎhuá, zhànbùzhùjiǎo	1008
trousers, pants	ズボン	裤子	kùzi	1009
sleeping peacefully	スヤスヤ寝ている	睡得香甜	shuìde xiāngtián	1010
slit-lamp	スリットランプ	裂隙灯	lièxìdēng	1011
slippers	スリッパ	拖鞋	tuōxié	1012
to scrape, to rub	擦りむく	擦破，蹭破	cāpò, cèngpò	1013
to graze	擦れる	擦伤，擦破	cāshāng, cāpò	1014
to sit, sit down	座る	坐，坐下	zuò, zuòxià	1015
		せ		
lifestyle-related disease	生活習慣病	生活习惯相关 成人病	shēnghuó xíguàn xiāngguān chéngrénbìng	1016

1017	sexual organ	性器 せいき	生殖器	shēngzhíqì
1018	orthopedics	整形外科、整骨科 せいけいげか せいこつか	整形外科，骨科	zhěngxíng wàikē，gǔkē
1019	restricted diet	制限食 せいげんしょく	限制食	xiànzhìshí
1020	in-bed bath, wiping	清拭 せいしき	擦拭，床浴	cāshì，chuángyù
1021	tranquilizer	精神安定剤 せいしんあんていざい	镇静剂	zhènjìngjì
1022	psychiatry	精神科 せいしんか	神经科	shénjīng kē
1023	mental hospital	精神病院 せいしんびょういん	精神病院	jīngshén bìngyuàn
1024	schizophrenia	精神分裂症 せいしんぶんれつしょう	精神分裂症	jīngshén fēnlièzhèng
1025	wheezing, stifling	ぜいぜい息苦しい いきぐる	呼哧呼哧地喘不出气来	hūchī hūchī de chuǎnbùchūqìlái
1026	to feel refreshed	せいせいする	痛快，神清气爽， 精神舒畅	tòngkuài，shénqīng qìshuǎng， jīngshén shūchàng

せいそう——せきちゅ

testicle	精巣 （せいそう）	精巢	jīngcháo	1027
vocal cord	声帯 （せいたい）	声带	shēngdài	1028
venereal disease	性病 （せいびょう）	性病	xìngbìng	1029
menstrual pain	生理痛 （せいりつう）	经痛	jīngtòng	1030
short	背が低い （せひくく）	矮	ǎi	1031
second opinion	セカンドオピニオン	第二意见医疗咨询	dìèr yìjiàn yīliáo zīxún	1032
to cough	咳がでる （せき）	咳嗽	késou	1033
spinal cord injury	脊髄損傷 （せきずいそんしょう）	脊髓损伤	jǐsuǐ sǔnshāng	1034
columna vertebralis	脊柱 （せきちゅう）	脊柱	jǐzhù	1035
spinal canal stenosis	脊柱管狭窄症 （せきちゅうかんきょうさくしょう）	脊柱管狭窄症	jǐzhùguǎn xiázhǎizhèng	1036

106

1037	vertebra	せきつい 脊椎	脊椎	jǐzhuī
1038	spinal nerve	せきついしんけい 脊椎神経	脊椎神経	jǐzhuī shénjīng
1039	cough medicine	せきど 咳止め	止咳药	zhǐké yào
1040	cough syrup	せきど 咳止めシロップ	止咳糖浆	zhǐké tángjiāng
1041	cough	せきばら 咳払い	干咳嗽	gānkésou
1042	to clear one's throat	せきばら 咳払いをする	清清嗓子	qīngqīng sǎngzi
1043	dysentery	せきり 赤痢	痢疾	lìji
1044	calcification	せっかいか 石灰化	钙化	gàihuà
1045	calcification score	せっかいか 石灰化スコア	钙化积分	gàihuà jīfēn
1046	incision and drainage	せっかいはいのう 切開排膿	切开排脓	qiēkāi páinóng

せっかち——せなか

hasty	せっかち	性急，急躁	xìngjí, jízào	1047
carcinoma of tongue	舌がん	舌癌	shé'ái	1048
red blood corpuscules	赤血球	红血球	hóngxuèqiú	1049
soap	石鹸	肥皂	féizào	1050
to use soap	石鹸をつける	打肥皂，涂上肥皂	dǎ féizào, túshàng féizào	1051
to rinse away the soap	石鹸を流す	冲肥皂，冲掉肥皂	chōng féizào, chōngdiào féizào	1052
hyoid bone	舌骨	舌骨	shégǔ	1053
incisor	切歯	切齿	qièchǐ	1054
eating disorder, ED	摂食障害	进食障碍	jìnshí zhàng'ài	1055
back	背中	背，脊梁	bèi, jǐliáng	1056

1057	to feel chilly on one's back	背中がゾクゾクする	后背有些凉嗖嗖	hòubèi yǒuxiē liángsōusōu
1058	to become bent back	背中が曲がる	背部驼	bèibùtuó
1059	backbone	背骨	脊椎骨	jǐzhuīgǔ
1060	cementum	セメント質	牙骨质	yágǔzhì
1061	therapy	セラピー	治疗疗法	zhìliáo liáofǎ
1062	ceramic crown	セラミックス	烤瓷牙	kǎocíyá
1063	selenium	セレン	硒	xī
1064	fibromyalgia	繊維筋痛	纤维肌痛	xiānwéi jītòng
1065	washing one's face	洗顔	洗脸	xǐliǎn
1066	occult blood	潜血	潜血，隐血	qiánxuè，yǐnxuè

perforation	せんこう 穿孔	穿孔	chuānkǒng	1067
sacrum	せんこつ 仙骨	骶骨	dǐgǔ	1068
puncture	せんし 穿刺	穿刺	chuāncì	1069
decoction	せん　ぐすり 煎じ薬	汤药，煎剂	tāngyào, jiānjì	1070
adenoma	せんしゅ 腺腫	腺瘤	xiànliú	1071
washing	せんじょう 洗浄	洗净，洗涤	xǐjìng, xǐdí	1072
chromosome	せんしょくたい 染色体	染色体	rǎnsètǐ	1073
whole body	ぜんしん 全身	全身	quánshēn	1074
systemic lupus erythematosus, SLE	ぜんしんせい 全身性エリテマトーデス	系统性红斑狼疮	xìtǒngxìng hóngbān lángchuāng	1075
general anesthesia	ぜんしんますい 全身麻酔	全身麻醉	quánshēn mázuì	1076

1077	asthma	喘息 （ぜんそく）	气喘，哮喘	qìchuǎn, xiàochuǎn
1078	attack of asthma, asthma attack	喘息発作 （ぜんそくほっさ）	喘息发作	chuǎnxī fāzuò
1079	symption, aura	前兆 （ぜんちょう）	前兆	qiánzhào
1080	congenital anomalies	先天異常 （せんてんいじょう）	先天性缺陷	xiāntiānxìng quēxiàn
1081	peristalsis	蠕動 （ぜんどう）	蠕动	rúdòng
1082	front bone (of the skull)	前頭骨 （ぜんとうこつ）	额骨	égǔ
1083	frontal lobe	前頭葉 （ぜんとうよう）	额叶	éyè
1084	shampoo, washing hair	洗髪 （せんぱつ）	洗头发	xǐ tóufà
1085	latent infection	潜伏感染 （せんぷくかんせん）	潜伏性感染	qiánfúxìng gǎnrǎn
1086	incubation period	潜伏期 （せんぷくき）	潜伏期	qiánfú qī

light sleep	浅眠 せんみん	睡得不好	shuìde bùhǎo	1087
stridor, wheezing	喘鳴 ぜんめい	喘鸣	chuǎnmíng	1088
basin	洗面器 せんめんき	脸盆	liǎnpén	1089
face cleaning kits	洗面用具 せんめんようぐ	盥洗用具	guànxǐ yòngjù	1090
prostate	前立腺 ぜんりつせん	前列腺	qiánlièxiàn	1091
prostatitis	前立腺炎 ぜんりつせんえん	前列腺炎	qiánlièxiàn yán	1092
prostate cancer	前立腺がん ぜんりつせん	前列腺癌	qiánlièxiàn'ái	1093
prostatic hypertrophy	前立腺肥大症 ぜんりつせんひだいしょう	前列腺肥大症	qiánlièxiàn féidàzhèng	1094
forearm	前腕 ぜんわん	前臂	qiánbì	1095

そ

1096	complete dentures	総入れ歯、総義歯	满口假牙	mǎnkǒu jiǎyá
1097	manic depression	躁鬱病	躁狂抑郁症	zàokuáng yìyùzhèng
1098	contrast medium	造影剤	造影剂	zàoyǐngjì
1099	noise induced deafness	騒音性難聴	噪音性聋	zàoyīnxìng lóng
1100	organ transplantation	臓器移植	器官移植	qìguān yízhí
1101	early cancer	早期がん	早期癌	zǎoqī'ái
1102	complete dentures	総義歯、総入れ歯	满口假牙	mǎnkǒu jiǎyá
1103	early treatment	早期治療	早期治疗	zǎoqī zhìliáo
1104	early detection	早期発見	早期发现	zǎoqī fāxiàn
1105	common carotid artery	総頸動脈	颈总动脉	jǐngzǒngdòngmài

ぞうげし——そくとう

dentin	象牙質 ぞうげしつ	牙质，象牙质	yázhì, xiàngyázhì	1106
vitamine complex	総合ビタミン剤 そうごう　　　ざい	复方维生素制剂	fùfāng wéishēngsù zhìjì	1107
trapezius	僧帽筋 そうぼうきん	斜方肌	xiéfāngjī	1108
mitral valve	僧帽弁 そうぼうべん	二尖瓣	èrjiānbàn	1109
itching	掻痒 そうよう	瘙痒	sàoyǎng	1110
social worker	ソーシャルワーカー	社会福利工作人员	shèhuì fúlì gōngzuò rényuán	1111
to be thrilling	ぞくぞくする(期待で) きたい	（因期待和欢喜而)心跳，心情激动	（yīn qīdài hé huānxǐ ér)xīntiào, xīnqíng jīdòng	1112
to feel chilly, to shiver	ぞくぞくする(寒気で) さむけ	阵阵发冷	zhènzhèn fālěng	1113
to shudder	ぞくっとくる	（因恐惧而)发冷，寒颤，阵阵发冷	（yīn kǒngjù ér)fālěng, hánzhàn, zhènzhèn fālěng	1114
temporal bone	側頭骨 そくとうこつ	颞骨	niègǔ	1115

1116	temporal lobe	側頭葉 (そくとうよう)	颞叶	nièyè
1117	groin	鼠蹊部 (そけいぶ)	腹股沟部	fùgǔgōu bù
1118	chewing	咀嚼 (そしゃく)	咀嚼	jǔjué
1119	to chew	咀嚼する (そしゃく)	嚼	jiáo
1120	tarsal bone	足根骨 (そっこんこつ)	跗骨	fūgǔ
1121	to faint	卒倒する (そっとう)	晕倒	yūndǎo
1122	terrifying, to be frightened	ぞっとする	(因害怕而)发抖, 毛骨悚然，后背发凉	（yīn hàipà ér）fādǒu, máogǔ-sǒngrán, hòubèi fāliáng
1123	freckles	ソバカス	雀斑	quèbān
1124	to shave	剃る (そ)	刮(胡子)，剃(胡须)	guā(húzi), tì(húxū)
1125	to respect	尊敬する (そんけい)	尊敬，敬仰	zūnjìng, jìngyǎng

た

changing position	たいいこうかん 体位交換	互换体位	hùhuàn tǐwèi	1126
to be discharged	たいいん 退院する	出院	chūyuàn	1127
body fluid	たいえき 体液	体液	tǐyè	1128
to lose weight, to diet	ダイエットする	减肥	jiǎnféi	1129
body temperature	たいおん 体温	体温	tǐwēn	1130
thermometer	たいおんけい 体温計	体温表	tǐwēnbiǎo	1131
to check body temperature	たいおん　はか 体温を測る	量体温，测体温	liáng tǐwēn, cè tǐwēn	1132
molar tooth	だいきゅうし 大臼歯	后白齿	hòujiùchǐ	1133
boring, dull	たいくつ 退屈	无聊	wúliáo	1134

1135	to get bored	退屈する	无聊，厌倦	wúliáo, yànjuàn
1136	one's constitution	体質	体质	tǐzhì
1137	body fat	体脂肪	体内脂肪	tǐnèi zhīfáng
1138	body fat percentage	体脂肪率	体脂肪率	tǐ zhīfánglǜ
1139	body weight	体重	体重	tǐzhòng
1140	herpes zoster	帯状疱疹	带状疱疹	dàizhuàng pàozhěn
1141	thigh	大腿	大腿	dàtuǐ
1142	femur	大腿骨	股骨	gǔgǔ
1143	femoral neck fractures	大腿骨頸部骨折	股骨颈骨折	gǔgǔjǐng gǔzhé
1144	large intestine	大腸	大肠	dàcháng

だいちょ──だえきせ

colon cancer	大腸がん（だいちょう）	大肠癌	dàcháng'ái	1145
colon polyp, polyp of colon	大腸ポリープ（だいちょう）	大肠息肉	dàcháng xīròu	1146
aorta	大動脈（だいどうみゃく）	主动脉	zhǔdòngmài	1147
aortic dissection	大動脈解離（だいどうみゃくかいり）	主动脉剥离，主动脉壁夹层形成	zhǔdòngmài bōlí, zhǔdòngmàibì jiācéng xíngchéng	1148
aneurysms of aorta	大動脈瘤（だいどうみゃくりゅう）	主动脉瘤	zhǔdòngmàiliú	1149
cerebrum	大脳（だいのう）	大脑	dànǎo	1150
physical strength	体力（たいりょく）	体力	tǐlì	1151
Down syndrome	ダウン症候群（しょうこうぐん）	唐氏综合症	Tángshì zōnghézhèng	1152
saliva, spit	唾液（だえき）、唾（つば）	唾液，唾沫	tuòyè, tuòmo	1153
salivary gland	唾液腺（だえきせん）	唾液腺	tuòyèxiàn	1154

118

たおれる——たつ

1155	to pass out	倒れる（気を失って）	昏倒	hūndǎo
1156	to come down with an illness	倒れる（病気で）	病倒	bìngdǎo
1157	to fall, to slip	倒れる、転ぶ、転倒する	倒下，摔，跌倒，摔跤，摔倒	dǎoxià, shuāi, diēdǎo, shuāijiāo, shuāidǎo
1158	to help up	助け起こす	扶	fú
1159	sores	ただれ	溃疡	kuìyáng
1160	to have an open sore	ただれている	溃烂	kuìlàn
1161	to stand up	立ち上がる	站起来，起立	zhànqǐlái, qǐlì
1162	dizziness, lightheadedness	立ちくらみ	站起时头发晕	zhànqǐ shí tóu fāyùn
1163	to stop	立ち止まる	站住，止步	zhànzhù, zhǐbù
1164	to stand	立つ	站，站立	zhàn, zhànlì

119

だつい──たのしみ

taking off clothes	脱衣	脱衣	tuōyī	1165
dressing room	脱衣所	更衣室	gēngyīshì	1166
dislocation	脱臼	脱位	tuōwèi	1167
hale and hearty	(体が)達者な、かくしゃくとした	硬朗	yìnglǎng	1168
dehydration	脱水症状	脱水症状	tuōshuǐ zhèngzhuàng	1169
alopecia	脱毛症	头发脱落症，脱发症	tóufa tuōluòzhèng, tuōfàzhèng	1170
to feel weary	脱力感がある	感觉乏力，四肢无力	gǎnjué fálì, sìzhī wúlì	1171
pleasant	楽しい	快乐，愉快	kuàilè, yúkuài	1172
pleasure	楽しみ	乐，乐趣	lè, lèqù	1173
to anticipate, to look forward	楽しみにする	希望，盼望	xīwàng, pànwàng	1174

1175	to enjoy	楽しむ	快乐，享受	kuàilè，xiǎngshòu
1176	multiple myeloma，myelometosis	多発生骨髄腫	多发性骨髓瘤	duōfāxìng gǔsuǐliú
1177	baggy	だぶだぶした	肥	féi
1178	to be tired of eating	食べ飽きる	吃腻，吃厌	chīnì，chīyàn
1179	overeating	食べすぎ	吃过多	chī guòduō
1180	to eat	食べる	吃	chī
1181	talkative，voluble	多弁	爱说话	ài shuōhuà
1182	bruise	打撲	磕碰，撞伤	kēpèng，zhuàngshāng
1183	Tamiflu	タミフル	达菲	dáfēi
1184	to hesitate	ためらう	踌躇，犹豫	chóuchú，yóuyù

だるい──たんすい

dull	怠(だる)い	乏力	fálì	1185
dullness hurts	怠(だる)くて痛(いた)い	酸痛	suāntòng	1186
feeling languid	怠(だる)くなる	发懒	fālǎn	1187
phlegm	痰(たん)	痰	tán	1188
stretcher	担架(たんか)	担架	dānjià	1189
to have phlegm in one's throat	痰(たん)がからむ	痰卡在喉咙里，痰堵	tán qiǎzài hóulónglǐ, tándǔ	1190
to have phlegm	痰(たん)がでる	喉咙有痰	hóulóng yǒután	1191
bile duct	胆管(たんかん)	胆管	dǎnguǎn	1192
bile	胆汁(たんじゅう)	胆汁	dǎnzhī	1193
carbohydtate	炭水化物(たんすいかぶつ)	碳水化合物	tànshuǐ huàhéwù	1194

1195	a cholelith, gallstone	胆石 （たんせき）	胆石	dǎnshí
1196	cholelithotripsy	胆石破砕術 （たんせき は さいじゅつ）	碎胆石术	suì dǎnshí shù
1197	gallbladder	胆嚢 （たんのう）	胆囊	dǎnnáng
1198	inflammation of the gallbladder	胆嚢炎 （たんのうえん）	胆囊炎	dǎnnángyán
1199	protein	タンパク質 （しつ）	蛋白质	dànbáizhì
1200	to suck the phlegm	痰を取る （たん と）	吸痰	xītán
1201	to spit sputum	痰を吐く （たん は）	吐痰	tǔtán

ち

1202	blood	血、血液 （ち けつえき）	血，血液	xiě, xuèyè
1203	cyanosis	チアノーゼ	紫绀，青紫	zǐgàn, qīngzǐ

ちかちか——ちつえん

to be stinging	チカチカする	(光等引起的)轻微疼痛，刺眼	(guāng děng yǐnqǐ de) qīngwēi téngtòng, cìyǎn	1204
to feel prickly, to tingle, pricking pain	チクチク痛い	像针扎一样疼痛	xiàng zhēnzhā yīyàng téngtòng	1205
scratchy	チクチクする	扎得慌	zhā de huāng	1206
pricking	チクッとする	刺痛	cìtòng	1207
emphema, paranasal sinusitis	蓄膿	蓄脓，鼻窦炎	xùnóng, bídòuyán	1208
nipple	乳首	乳头	rǔtóu	1209
pubic bone	恥骨	耻骨	chǐgǔ	1210
breast, bosom	乳、乳房	奶，乳房	nǎi, rǔfáng	1211
vagina	膣	阴道	yīndào	1212
vaginitis	膣炎	阴道炎	yīndàoyán	1213

124

1214	vaginal trichomoniasis	膣トリコモナス	阴道滴虫	yīndào dīchóng
1215	breast, bosom	乳房、乳	奶，乳房	nǎi, rǔfáng
1216	typhoid fever	チフス	伤寒	shānghán
1217	dementia, senile dementia	痴呆	痴呆	chīdāi
1218	putting on clothes	着衣	穿衣	chuānyī
1219	implantation	着床	着床	zhuóchuáng
1220	properly	ちゃんと	端正，照样	duānzhèng, zhàoyàng
1221	recovery	治癒	治愈	zhìyù
1222	to notice	注意する	注意，留神	zhùyì, liúshén
1223	in a half-sitting posture	中腰	欠身	qiànshēn

ちゅうじ──ちゅうと

middle ear	中耳 (ちゅうじ)	中耳	zhōng'ěr	1224
otitis media	中耳炎 (ちゅうじえん)	中耳炎	zhōng'ěryán	1225
injection	注射 (ちゅうしゃ)	注射	zhùshè	1226
to inject	注射する (ちゅうしゃ)	打针	dǎzhēn	1227
metacarpus	中手骨 (ちゅうしゅこつ)	掌骨	zhǎnggǔ	1228
vermiform appendix	虫垂 (ちゅうすい)	阑尾	lánwěi	1229
appendicitis	虫垂炎 (ちゅうすいえん)	阑尾炎	lánwěiyán	1230
neutral fat	中性脂肪 (ちゅうせいしぼう)	中性脂肪	zhōngxìng zhīfáng	1231
metatarsal bone	中足骨 (ちゅうそくこつ)	跖骨	zhígǔ	1232
olecranon	肘頭 (ちゅうとう)	尺骨鹰嘴，肘突	chǐgǔ yīngzuǐ, zhǒutū	1233

1234	mesencephalon	ちゅうのう 中脳	中脑	zhōngnǎo
1235	paralysis	ちゅうぶう 中風	瘫痪	tānhuàn
1236	intestines	ちょう 腸	肠	cháng
1237	enteritis	ちょうえん 腸炎	肠炎	chángyán
1238	ultrasonic	ちょうおんぱ 超音波	超声波	chāoshēngbō
1239	ultrasonic diagnostic method, ultrasonic test	ちょうおんぱけんさ 超音波検査	超声波检查，B超	chāoshēngbō jiǎnchá，B chāo
1240	intestinal catarrh	ちょう 腸カタル	肠炎	chángyán
1241	long-term care	ちょうきかいご 長期介護	长照，长期照顾	chángzhào，chángqī zhàogù
1242	intestinal tuberculosis	ちょうけっかく 腸結核	肠结核	cháng jiéhé
1243	ilium	ちょうこつ 腸骨	髂骨	qiàgǔ

ちょうし——ちょくち

condition, shape	調子、具合	情况，状态	qíngkuàng, zhuàngtài	1244
auscultation	聴診	听诊	tīngzhěn	1245
stethoscope	聴診器	听诊器	tīngzhěnqì	1246
to get a stethoscope	聴診器を当てる	放听诊器	fàng tīngzhěnqì	1247
typhoid fever	腸チフス	伤寒	shānghán	1248
obstruction of the intestines	腸閉塞	肠梗阻	chánggěngzǔ	1249
to cook	調理する	烹调	pēngtiáo	1250
hearing, audition	聴力	听力	tīnglì	1251
hearing loss	聴力が低下する	听力减退，听力降低	tīnglì jiǎntuì, tīnglì jiàngdī	1252
rectum	直腸	直肠	zhícháng	1253

1254	sedative	鎮静剤 (ちんせいざい)	镇静剂	zhènjìngjì
1255	analgesic	鎮痛剤 (ちんつうざい)	止痛药，镇痛药	zhǐtòngyào，zhèntòngyào
1256	antipruritic	鎮痒剤 (ちんようざい)	止痒药	zhǐyǎngyào

つ

1257	intervertebral disks	椎間板 (ついかんばん)	椎间盘	zhuījiānpán
1258	disk herniation	椎間板ヘルニア (ついかんばん)	椎间盘突出	zhuījiānpán tūchū
1259	vertebra	椎骨 (ついこつ)	椎骨	zhuīgǔ
1260	gout	痛風 (つうふう)	痛风	tòngfēng
1261	stick	杖 (つえ)	拐杖，手杖	guǎizhàng，shǒuzhàng
1262	to use a stick	杖をつく (つえ)	拄拐，拄拐杖	zhǔguǎi，zhǔ guǎizhàng

つかまる——つば

to hold	捉まる	抓紧，紧握	zhuājǐn, jǐnwò	1263
to get tired	疲れる	疲倦，疲乏	píjuàn, pífá	1264
attendance	付き添い介護	陪护	péihù	1265
medical attendance	付き添い看護	陪护，看护	péihù, kānhù	1266
nursing staff	付き添い人	看护人员	kānhù rényuán	1267
jamma finger	突き指	戳伤	chuōshāng	1268
to turn on	点ける	开，接通（电源等）	kāi, jiētōng（diànyuán děng）	1269
malleus	ツチ骨	锤骨	chuígǔ	1270
arch	土踏まず	脚心	jiǎoxīn	1271
saliva, spit	唾、唾液	唾液，唾沫	tuòyè, tuòmo	1272

1273	tuberculin	ツベルクリン	结核菌素	jiéhéjūnsù
1274	to tumble, to fall over	躓く	绊，绊倒，跌倒	bàn, bàndǎo, diēdǎo
1275	toe nail	(足の)爪	趾甲	zhǐjia
1276	nail	(手の)爪	指甲	zhǐjia
1277	nail clippers	爪切り	指甲刀	zhǐjiadāo
1278	cold	冷たい	冷，凉	lěng, liáng
1279	sensitive to cold water	冷たい水でしみる	对冷水敏感	duì lěngshuǐ mǐngǎn
1280	filling	詰め物(歯)	充填物	chōngtiánwù
1281	to fill	詰め物をする(歯)	补牙	bǔyá
1282	to cut one's nails	爪を切る	剪指甲	jiǎn zhǐjia

つよさ――でいけあ

strength	強^{つよ}さ	力量，强度	lìliàng, qiángdù	1283
to feel smooth	ツルツルする	光滑，滑溜溜的	guānghuá, huáliūliū de	1284
morning sickness	つわり	孕吐，妊娠反应，害喜	yùntǔ, rènshēn fǎnyìng, hàixǐ	1285
to have a sharp smell	つんとくる	冲鼻	chōngbí	1286

て

hand	手^て	手	shǒu	1287
hands and feet, four limbs	手足^{てあし}	手足，四肢	shǒuzú, sìzhī	1288
hand-foot-mouth disease	手足口病^{てあしくちびょう}	手足口病	shǒuzúkǒubìng	1289
care	手当^{てあて}	医疗，治疗	yīliáo, zhìliáo	1290
day care	デイ・ケア	日间护理，向日护理	rìjiān hùlǐ, xiàngrì hùlǐ	1291

1292	caesarean	ていおうせっかい 帝王切開	剖腹产	pōufùchǎn
1293	low-cost nursing home	てい か かくろうじん 低価格老人ホーム	低价养老院	dījià yǎnglǎoyuàn
1294	periodic check-up	てい き けん さ 定期検査	定期检查	dìngqī jiǎnchá
1295	hypotension	ていけつあつ 低血圧	低血压	dīxuèyā
1296	day care center for seniors	デイ・サービス	日托服务	rìtuō fúwù
1297	tissue paper	ティッシュ	纸面巾，面巾纸	zhǐmiànjīn，miànjīnzhǐ
1298	extirpation	てきしゅつ 摘出	摘除	zhāichú
1299	extirpative surgery	てきしゅつしゅじゅつ 摘出手術	摘除手术	zhāichú shǒushù
1300	boil	で き もの 出来物、おでき	脓肿	nóngzhǒng
1301	wrist	て くび 手首	腕子，手腕	wànzi，shǒuwàn

てざわり──てんじや

to feel	手触りがする	有手感	yǒu shǒugǎn	1302
handrail	手すり	扶手，栏杆	fúshǒu, lángān	1303
iron	鉄	铁	tiě	1304
warming by hand	手で温める	捂	wǔ	1305
back of one's hand	手の甲	手背	shǒubèi	1306
palm	手のひら、掌	手掌	shǒuzhǎng	1307
finger	手の指	手指，手指头	shǒuzhǐ, shǒuzhǐtou	1308
epilepsy	癲癇	癫痫，疯癫，羊痫风	diānxián, fēngdiān, yángxiánfēng	1309
eye drops	点眼薬	点眼药，眼药水	diǎnyǎnyào, yǎnyàoshuǐ	1310
ear drops	点耳薬	点耳药	diǎn'ěryào	1311

でんせん──でんぶ

1312	infectious disease	伝染病 でんせんびょう	传染病	chuánrǎnbìng
1313	isolation disease	伝染病院 でんせんびょういん	传染病院	chuánrǎn bìngyuàn
1314	to administer an intravenous drip	点滴をする てんてき	输液，打点滴	shūyè, dǎ diǎndī
1315	fall	転倒 てんとう	跌倒，摔倒	diēdǎo, shuāidǎo
1316	to fall, to slip	転倒する、転ぶ、倒れる てんとう　ころ　たお	跌倒，摔跤，摔倒，倒下	diēdǎo, shuāijiāo, shuāidǎo, dǎoxià
1317	electric reclining bed	電動リクライニングベッド でんどう	电动斜倚床，电动床	diàndòng xiéyǐchuáng, diàndòng chuáng
1318	variola	天然痘 てんねんとう	天花	tiānhuā
1319	nose drops	点鼻薬 てんびやく	滴鼻药	dībíyào
1320	buttocks	臀部 てんぶ	臀部，屁股	túnbù, pìgu

と

といれに――とうし

to go to the lavatory (toilet)	トイレに行く	上厕所	shàng cèsuǒ	1321
to agree	同意する	同意，赞同	tóngyì, zàntóng	1322
skull	頭蓋骨	头盖骨，颅骨	tóugàigǔ, lúgǔ	1323
palpitation	動悸	心跳，心慌	xīntiào, xīnhuāng	1324
increased palpitation	動悸が速くなる	心跳加快	xīntiào jiākuài	1325
cryotherapy	凍結療法	冻结疗法	dòngjié liáofǎ	1326
pupil	瞳孔	瞳孔	tóngkǒng	1327
schizophrenia	統合失調症	精神分裂症	jīngshén fēnlièzhèng	1328
radial bone	橈骨	桡骨	ráogǔ	1329
x-ray	透視	透视	tòushì	1330

1331	Why, How come	どうして	为何，为什么， 怎么，如何	wèihé, wèi shénme, zěnme, rúhé
1332	to sympathize	同情する <small>どうじょう</small>	同情	tóngqíng
1333	dialysis	透析 <small>とうせき</small>	透析	tòuxī
1334	the body, the trunk	胴体 <small>どうたい</small>	躯干	qūgàn
1335	the parietal bone	頭頂骨 <small>とうちょうこつ</small>	顶骨	dǐnggǔ
1336	parietal lobe	頭頂葉 <small>とうちょうよう</small>	顶叶	dǐngyè
1337	glycosuria	糖尿 <small>とうにょう</small>	糖尿	tángniào
1338	urethral catheterization	導尿 <small>どうにょう</small>	导尿	dǎoniào
1339	diabetes	糖尿病 <small>とうにょうびょう</small>	糖尿病	tángniàobìng
1340	hair	頭髪 <small>とうはつ</small>	头发	tóufa

とうぶ——どくご

head	頭部 (とうぶ)	头部	tóubù	1341
to be bitten by an animal	動物に嚙まれた (どうぶつにか)	被动物咬了	bèi dòngwùyǎole	1342
sugar content	糖分 (とうぶん)	糖分	tángfèn	1343
artery	動脈 (どうみゃく)	动脉	dòngmài	1344
arteriosclerosis	動脈硬化 (どうみゃくこうか)	动脉硬化	dòngmài yìnghuà	1345
aneurysm	動脈瘤 (どうみゃくりゅう)	动脉瘤	dòngmàiliú	1346
to be shocked	どきっとする	大吃一惊	dàchī- yìjīng	1347
to beat quickly	どきどきする	（因担心，兴奋或恐惧）心跳得厉害，心里七上八下	（yīn dānxīn xīngfèn huò kǒngjù）xīntiào de lìhài，xīnlǐ qīshàng bāxià	1348
to get nervous	どぎまぎする	（因恐吓或突发事件而）惊慌，慌张	（yīn kǒnghè huò tūfā shìjiàn ér）jīnghuāng，huāngzhāng	1349
soliloquy, talking to oneself	独語 (どくご)	自言自语	zìyán- zìyǔ	1350

1351	hematemesis	吐血	呕血	ǒuxuè
1352	somewhere	何処か	哪里（表示不确定或不明的场所）	nǎlǐ（biǎoshì bùquèdìng huò bùmíng de chǎngsuǒ）
1353	bedsores	床ずれ、褥瘡	褥疮	rùchuāng
1354	to have bedsores	床ずれができる	生褥疮，长褥疮	shēng rùchuāng, zhǎng rùchuāng
1355	to lock oneself up	閉じこもる	闭门不出	bìmén bùchū
1356	specifi medicine	特効薬	特效药	tèxiàoyào
1357	to fall down	どっと倒れる	塌地躺下去	tā de tǎng xiàqù
1358	impetigo	とびひ	苔藓，脓包病	táixiǎn, nóngbāobìng
1359	to jump	跳ぶ	跳	tiào
1360	dry eye	ドライアイ	干眼症	gānyǎnzhèng

とらうま——とんぷく

trauma	トラウマ	精神创伤	jīngshén chuàngshāng	1361
trachoma	トラコーマ	沙眼	shāyǎn	1362
drug store	ドラッグストア	药妆，药妆店	yàozhuāng, yàozhuāng diàn	1363
goose flesh	鳥肌 とりはだ	鸡皮疙瘩	jīpí gēda	1364
trypsinogen	トリプシノーゲン	胰蛋白酶原	yídànbái méiyuán	1365
night blindness	鳥目、夜盲症 とりめ、やもうしょう	夜盲症	yèmángzhèng	1366
workout	トレーニング	健身	jiànshēn	1367
troche, cough drop, throat drop	トローチ	含片，片剂	hánpiàn, piànjì	1368
dull pain	鈍痛 どんつう	钝痛	dùntòng	1369
one dosage of medication	頓服薬 とんぷくやく	顿服剂	dùnfújì	1370

な

1371	nurse	ナース、看護師	护士	hùshi
1372	nurse call	ナース・コール	护士电铃	hùshi diànlíng
1373	nurse station	ナースステーション	护士站	hùshizhàn
1374	niacin	ナイアシン	菸酸，抗癞皮病维生素	yānsuān, kànglài píbìng wéishēngsù
1375	internal medicine	内科	内科	nèikē
1376	inner corner of the eye	内眼角、目頭	内眼角，眼角	nèiyǎnjiǎo, yǎnjiǎo
1377	internal ear	内耳	内耳	nèi'ěr
1378	otitis interna	内耳炎	内耳炎	nèi'ěryán
1379	endoscope	内視鏡	内窥镜	nèikuījìng

ないしゅ──なっとく

internal bleeding	内出血 （ないしゅっけつ）	内出血	nèichūxuè	1380
to keep it a secret	内緒にする （ないしょ）	保密	bǎomì	1381
internal organs	内臓 （ないぞう）	内脏	nèizàng	1382
internal use	内服 （ないふく）	口服	kǒufú	1383
long	長い （なが）	长的	chángde	1384
to live long, to outlive	長生きする （なが い）	长寿	chángshòu	1385
middle finger	中指 （なかゆび）	中指	zhōngzhǐ	1386
to cry	泣く （な）	哭	kū	1387
to pass away, to die	亡くなる （な）	去世，逝世	qùshì, shìshì	1388
to accept	納得する （なっとく）	理解，领会	lǐjiě, lǐnghuì	1389

142

1390	sodium	ナトリウム	钠	nà
1391	fishy	生臭い <small>なまぐさ</small>	腥味	xīngwèi
1392	tears	涙 <small>なみだ</small>	眼泪，泪水	yǎnlèi，lèishuǐ
1393	smooth	滑らか <small>なめ</small>	滑	huá
1394	to lick	舐める <small>な</small>	舔	tiǎn
1395	to worry	悩む <small>なや</small>	烦恼，苦恼，发愁	fánnǎo，kǔnǎo，fāchóu
1396	narcolepsy	ナルコレプシー	发作性嗜睡病， 嗜眠发作	fāzuòxìng shìshuìbìng, shìmián fāzuò
1397	to get used to	慣れる <small>な</small>	习惯，熟练	xíguàn，shúliàn
1398	ointment，salve	軟膏 <small>なんこう</small>	软膏	ruǎngāo
1399	soft palate	軟口蓋 <small>なんこうがい</small>	软腭	ruǎn'è

なんこう――にきび

to rub ointment	軟膏をぬる	涂软膏	tú ruǎngāo	1400
cartilage	軟骨	軟骨	ruǎngǔ	1401
hearing loss	難聴	耳背，重听，聋症	ěrbèi, zhòngtīng, lóngzhèng	1402

に

to look good on	似合う	合适，适合	héshì, shìhé	1403
smell	臭い	嗅觉	xiùjué	1404
to smell	匂いがする	有气味	yǒu qìwèi	1405
to smell	臭う	有臭味	yǒu chòuwèi	1406
bitter	苦い	苦	kǔ	1407
pimple	ニキビ	粉刺，青春痘	fěncì, qīngchūndòu	1408

144

1409	smiling happily	ニコニコと嬉^{うれ}しそう	笑眯眯的	xiàomīmī de
1410	daily activities	日常生活動作	日常活动	rìcháng huódòng
1411	admission	入院	住院	zhùyuàn
1412	reception desk for admission	入院受付	住院挂号处	zhùyuàn guàhàochù
1413	inpatient	入院患者	住院患者	zhùyuàn huànzhě
1414	patient's gown	入院患者服	病号服	bìnghàofú
1415	an inpatients ward	入院病棟	住院部	zhùyuàn bù
1416	cancer of breast	乳がん	乳癌	rǔ'ái
1417	baby teeth	乳歯	乳齿，乳牙	rǔchǐ, rǔyá
1418	mammary gland	乳腺	乳腺	rǔxiàn

にゅうせ――にょうけ

mastitis	乳腺炎 にゅうせんえん	乳腺炎	rǔxiànyán	1419
nipple	乳頭 にゅうとう	乳头	rǔtóu	1420
breast, bosom	乳房、乳 にゅうぼう　ちち ちぶさ	乳房，奶	rǔfáng, nǎi	1421
breast preserving surgical operation	乳房温存療法 にゅうぼう　おんぞんりょうほう	乳房温存疗法	rǔfáng wēncún liáofǎ	1422
urine, pee	尿 にょう	尿	niào	1423
cloudy urine	尿が濁る にょう　にご	尿浑	niàohún	1424
ureter	尿管 にょうかん	输尿管	shūniàoguǎn	1425
ureter stone	尿管結石 にょうかんけっせき	输尿管石	shūniàoguǎnshí	1426
urinal bottle	尿器 にょうき	尿壶	niàohú	1427
urinalysis	尿検査 にょうけんさ	尿检	niàojiǎn	1428

にょうけ――にょうへ

1429	to examine one's urine	尿検査をする （にょうけんさ）	验尿	yànniào
1430	ureter	尿細管 （にょうさいかん）	输尿管	shūniàoguǎn
1431	uric acid（UA）	尿酸 （にょうさん）	尿酸	niàosuān
1432	urinary incontinence	尿失禁 （にょうしっきん）	尿失禁	niàoshījìn
1433	uric protein	尿タンパク （にょう）	尿蛋白	niàodànbái
1434	urinary sugar	尿糖 （にょうとう）	尿糖	niàotáng
1435	urethra	尿道 （にょうどう）	尿道	niàodào
1436	urethritis	尿道炎 （にょうどうえん）	尿道炎	niàodàoyán
1437	uremia	尿毒症 （にょうどくしょう）	尿毒症	niàodúzhèng
1438	obstruction of the urethras	尿閉 （にょうへい）	无尿	wúniào

147

にょうり──ぬりぐす

urine volume	尿量	尿量	niàoliàng	1439
urinary tract infection	尿路感染症	尿路感染	niàolù gǎnrǎn	1440
urinary calculus	尿路結石	尿结石	niào jiéshí	1441
comprehensive medical check-up	人間ドック	全面体检，健康体检	quánmiàn tǐjiǎn，jiànkāng tǐjiǎn	1442
pregnant	妊娠	怀孕	huáiyùn	1443
dementia	認知症	痴呆症	chīdāizhèng	1444
ぬ				
to take off	脱ぐ	脱（衣服）	tuō（yīfu）	1445
to come off	脱げる	（衣服等）脱落下来	（yīfuděng）tuōluò xiàlái	1446
topical cream	塗り薬	外敷药，药膏，擦药	wàifūyào，yàogāo，cāyào	1447

148

1448	to rub	塗る	涂，抹，擦	tú, mǒ, cā
1449	to feel greasy	ヌルヌルする	黏糊糊的	niánhūhū de

ね

1450	night sweat	寝汗	盗汗，虚汗	dàohàn, xūhàn
1451	turning over	寝返り	翻身	fānshēn
1452	to turn over in one's sleep	寝返りをうつ	翻身	fānshēn
1453	bedridden	寝たきり	卧床不起	wòchuáng bùqǐ
1454	to become bedridden	寝たきりになる	卧床不起，卧病不起	wòchuáng bùqǐ, wòbìng bùqǐ
1455	bedridden old person	寝たきり老人	卧床不起的老人，失能老人	wòchuáng bùqǐ de lǎorén, shīnéng lǎorén
1456	to twist one's neck	寝違える	落枕	làozhěn

ねつがあ——ねまき

to have a fever	熱がある、発熱している	发烧	fāshāo	1457
to become feverish	熱が出る	发烧	fāshāo	1458
heat sensation	熱感	发烧的感觉	fāshāo de gǎnjué	1459
heat stroke	熱中症	中暑	zhòngshǔ	1460
cold in sleep	寝冷え	睡觉着凉	shuìjiào zháoliáng	1461
nephrosis	ネフローゼ	肾病	shènbìng	1462
sleeping in late	寝坊	睡懒觉，贪睡晚起	shuì lǎnjiào, tānshuì wǎnqǐ	1463
in a daze	寝ぼけて	迷迷糊糊	mímihūhū	1464
half asleep	寝ぼける	睡迷糊	shuìmíhu	1465
sleep-wear, night clothes	寝間着	睡衣	shuìyī	1466

1467	sleepy	眠い	困	kùn
1468	to get sleepy	眠くなる	发困	fākùn
1469	sleepiness	眠気	睡意	shuìyì
1470	sleepy	眠気がする	困倦，想睡觉	kùnjuàn, xiǎng shuìjiào
1471	to sleep deeply	眠りこける	酣睡	hānshuì
1472	to sleep, to go to bed	眠る	睡	shuì
1473	to sleep, to go to bed	寝る	睡觉	shuìjiào
1474	sprain	捻挫	扭伤	niǔshāng
1475	to twist, to wrench	捻挫する	扭伤	niǔshāng

の

neurosis	ノイローゼ	神経衰弱	shénjīng shuāiruò	1476
brain	脳	脳	nǎo	1477
cerebral apoplexy	脳溢血	脳溢血	nǎoyìxuè	1478
encephalitis	脳炎	脳炎	nǎoyán	1479
fornix	脳弓	穹窿	qiónglóng	1480
cerebral thrombosis	脳血栓	脳血拴	nǎoxuèshuān	1481
cerebral infarction	脳梗塞	脳梗塞	nǎogěngsè	1482
cerebral death	脳死	脳死亡	nǎosǐwáng	1483
cerebral hemorrhage, haemorrhage	脳出血	脳出血	nǎochūxuè	1484
cerebral tumor	脳腫瘍	脳肿瘤	nǎozhǒngliú	1485

のうしん――のうは

1486	neurosurgery	脳神経外科 (のうしんけいげか)	脑神经外科	nǎoshénjīng wàikē
1487	cerebral concussion	脳震盪 (のうしんとう)	脑振荡	nǎozhèndàng
1488	brain edema	脳水腫 (のうすいしゅ)	脑积水	nǎojīshuǐ
1489	cerebral palsy	脳性麻痺 (のうせいまひ)	大脑性麻痹	dànǎoxìng mábì
1490	encephalomyelitis	脳脊髄炎 (のうせきずいえん)	脑脊髓炎	nǎojǐsuǐyán
1491	cerebral embolism	脳塞栓 (のうそくせん)	脑栓塞	nǎoshuānsāi
1492	cerebral apoplexia, apoplexy	脳卒中 (のうそっちゅう)	脑卒中，脑中风	nǎocùzhòng, nǎozhòngfēng
1493	cerebral arteriosclerosis	脳動脈硬化症 (のうどうみゃくこうかしょう)	脑动脉硬化症	nǎodòngmài yìnghuàzhèng
1494	cerebral softening	脳軟化 (のうなんか)	脑软化症	nǎoruǎnhuàzhèng
1495	electroencephalogram, EEG	脳波 (のうは)	脑电图	nǎodiàntú

153

のうほう——のどがつ

pustule	膿疱	脓疱	nóngpào	1496
meningitis	脳膜炎	脑膜炎	nǎomóyán	1497
corpus callosum	脳梁	胼胝体	piánzhītǐ	1498
to tumble	のたうち回る	痛苦得直打滚	tòngkǔ de zhídǎgǔn	1499
throat	喉	咽喉，嗓子，喉咙	yānhóu, sǎngzi, hóulóng	1500
a sore throat	喉が痛い	嗓子疼，喉咙痛	sǎngzi téng, hóulóng tòng	1501
parched	喉がからから	渴得冒烟了	kě de màoyān le	1502
thirsty	喉が渇く	口渴，口干，嗓子渴	kǒukě, kǒu gān, sǎngzi kě	1503
husky	喉が嗄れた	嗓子哑了	sǎngzi yǎle	1504
to get stuck in one's throat	喉がつかえる	喉头哽噎	hóutóu gěngyē	1505

1506	to clog up in one's throat	喉が詰まる	嗓子哽塞	sǎngzi gěngsè
1507	one's throat is swelling	喉が腫れる	喉咙肿	hóulóng zhǒng
1508	wheezy throat	喉がヒューヒュー鳴る	嗓子呼呼地响	sǎngzi hūhū de xiǎng
1509	uvula	喉ちんこ	小舌	xiǎoshé
1510	lodged in the throat	喉のつかえ感	嗓子眼被堵了的感觉，吞咽困难	sǎngziyǎn bèi dǔle de gǎnjué, tūnyàn kùnnán
1511	Adam's apple	喉ぼとけ	喉结，喉核	hóujié, hóuhé
1512	freely	のびのびした	舒畅，心情轻松	shūchàng, xīnqíng qīngsōng
1513	to feel dizzy	のぼせる	上火，头昏脑胀	shànghuǒ, tóuhūn nǎozhàng
1514	to climb	登る	爬	pá
1515	internal medicine, oral medicine	飲み薬	内服药，口服药	nèifúyào, kǒufúyào

のみこむ――はあはあ

to swallow	飲み込む（呑み込む）	咽，咽下，吞下	yàn, yànxià, tūnxià	1516
to drink	飲む	喝，咽	hē, yàn	1517
motion sickness	乗物酔い	晕车，晕船，晕飞机	yùnchē, yùnchuán, yùnfēijī	1518
Norovirus	ノロウイルス	诺如病毒	Nuòrú bìngdú	1519
relaxed	のんびりしている	悠闲	yōuxián	1520
to feel easy	のんびりする	悠闲自在，舒舒服服	yōuxián zìzài, shūshū fúfú	1521

は

tooth（pl. teeth）	歯	牙，牙齿	yá, yáchǐ	1522
Parkinson's disease	パーキンソン病	帕金森病	Pàjīnsēnbìng	1523
to breathe hard	はあはあ喘ぐ	气喘吁吁	qìchuǎn xūxū	1524

1525	herbal extracts	ハーブエキス	草本精华	cǎoběn jīnghuá
1526	lung	肺 はい	肺	fèi
1527	viagra	バイアグラ	伟哥	wěigē
1528	bayaspirin	バイアスピリン	拜阿司匹林	bàiāsī pǐlín
1529	pneumonia	肺炎 はいえん	肺炎	fèiyán
1530	pneumococcus	肺炎球菌 はいえんきゅうきん	肺炎球菌	fèiyánqiújūn
1531	to wander off	徘徊する はいかい	徘徊	páihuái
1532	lung cancer	肺がん はい	肺癌	fèi'ái
1533	pulmonary emphysema	肺気腫 はいきしゅ	肺气肿	fèiqìzhǒng
1534	sepsis	敗血症 はいけつしょう	浓血症，败血症	nóngxuèzhèng，bàixuèzhèng

はいせつ──はがぐら

excretion	排泄 （はいせつ）	排泄	páixiè	1535
lung adenocarcinoma	肺腺がん （はいせん）	肺腺癌	fèixiàn'ái	1536
toothache	歯痛 （はいた・しつう）	齿痛，牙疼	chǐtòng, yáténg	1537
vital signs	バイタルサイン	健康状况征兆	jiànkāng zhuàngkuàng zhēngzhào	1538
urination	排尿 （はいにょう）	排尿	páiniào	1539
miction pain	排尿痛 （はいにょうつう）	排尿痛	páiniàotòng	1540
drainage	排膿 （はいのう）	排脓	páinóng	1541
to have a bowel movement	排便 （はいべん）	排便	páibiàn	1542
to crawl	這う （は）	爬	pá	1543
a loose tooth	歯がぐらぐらしている （は）	牙活了，牙松动	yá huóle, yá sōngdòng	1544

1545	smarting teeth	歯がしみる	牙酸	yásuān
1546	to lose a tooth	歯が抜ける	牙掉	yádiào
1547	nausea	吐き気	恶心	ěxīn
1548	to feel sickness	吐き気がする	恶心，想呕吐	ěxīn, xiǎng ǒutù
1549	bruxism, grinding teeth	歯ぎしり	夜间磨牙，咬牙	yèjiān móyá, yǎoyá
1550	vacuum	バキューム	吸管	xīguǎn
1551	to vomit	吐く(口から)	吐，呕吐(从嘴里)	tù, ǒutù(cóng zuǐlǐ)
1552	to put on(shoes, socks)	履く(靴下、靴などを)	穿(袜子，鞋)	chuān(wàzi, xié)
1553	gum	歯茎	牙龈，牙床	yáyín, yáchuáng
1554	swelling of the gums	歯茎が腫れる	牙龈肿了，牙床发炎	yáyín zhǒng le, yáchuáng fāyán

はくしょ──はじをか

to sneeze frequently (achoo, achoo)	ハクション、ハクションとしきりにくしゃみする	阿嚏，阿嚏地直打喷嚏	ātì, ātì de zhídǎ pēntì	1555
to humiliate oneself	白内障	白内障	báinèizhàng	1556
sty	麦粒腫、ものもらい	针眼，麦粒肿	zhēnyǎn, màilìzhǒng	1557
texture	歯ごたえ	咬劲，嚼劲	yǎojìn, juéjìng	1558
to pinch	挟む	(从两侧)挤压	(cóng liǎngcè) jǐyā	1559
to get caught in	挟まれて	夹住了	jiāzhùle	1560
measles	はしか	麻疹	mázhěn	1561
tetanus	破傷風	破伤风	pòshāngfēng	1562
to run	走る	跑，跑步	pǎo, pǎobù	1563
to humiliate oneself	恥をかく	丢脸	diūliǎn	1564

160

1565	to be ashamed	恥ずかしい	害羞，难为情	hàixiū, nánwéiqíng
1566	to take off, to undo	外す	解开，取下，摘下	jiěkāi, qǔxià, zhāixià
1567	Basedow's disease	バセドウ氏病	巴塞杜氏病	Bāsàidùshìbìng
1568	skin	肌	皮肤	pífū
1569	underwear	肌着、下着	内衣	nèiyī
1570	tactile property, to feel	肌触りがする	接触肌肤时的感觉，手感	jiēchù jīfū shí de gǎnjué, shǒugǎn
1571	leukocyte, white blood cell	白血球	白血球，白细胞	báixuèqiú, báixìbāo
1572	leukaemia	白血病	白血病	báixuèbìng
1573	removal of thread	抜糸	拆线	chāixiàn
1574	to pull out a tooth	抜歯する	拔牙	báyá

はっしょ――はなすじ

to develop	発症させる	诱发	yòufā	1575
eruption, rashes	発疹	疹子	zhěnzi	1576
to get rashes	発疹がでる	出疹子	chū zhěnzi	1577
to flop	パッタリ倒れる	蹼地绊了一跤	pǔ de bànle yījiāo	1578
to be surprised	はっとする	吃惊，吓一跳	chījīng, xià yītiào	1579
fever	発熱	发烧	fāshāo	1580
to have a fever	発熱している、熱がある	发烧	fāshāo	1581
nose	鼻	鼻子	bízi	1582
to have a stuffed nose, to have a blocked nose	鼻がつまる	鼻塞	bísè	1583
bridge of nose	鼻筋	鼻梁	bíliáng	1584

1585	nasal congestion	鼻づまり	鼻子不通气，鼻塞	bízi bùtōngqì, bísè
1586	nosebleed	鼻血	鼻血，鼻出血，鼻衄	bíxiě, bíchūxuè, bínǜ
1587	to bleed from the nose, nose is bleeding	鼻血が出る	流鼻血	liú bíxiě
1588	tip of one's nose	鼻の頭	鼻尖	bíjiān
1589	nostrils	鼻の穴	鼻孔	bíkǒng
1590	ridge of nose	鼻の筋	鼻梁子	bíliángzi
1591	snot	鼻水	鼻涕	bítì
1592	runny nose	鼻水がでる	流鼻水，流鼻涕	liú bíshuǐ, liú bítì
1593	to have irregular teeth	歯並びが悪い	牙长得不整齐	yá zhǎngde bù zhěngqí
1594	to blow one's nose	鼻をかむ	擤鼻涕	xǐng bítì

はにこた──はらはら

too tough	(硬いものを噛んで)歯にこたえる	硌牙	gèyá	1595
to panic	パニックになる	陷入恐慌	xiànrù kǒnghuāng	1596
toothbrush	歯ブラシ	牙刷	yáshuā	1597
toothpaste	歯磨き	牙膏	yágāo	1598
stomach	腹	腹，肚子	fù, dùzi	1599
to be annoyed	腹がたつ	生气，发怒	shēngqì, fānù	1600
paranoia	パラノイア	妄想狂，偏执狂	wàngxiǎngkuáng, piānzhíkuáng	1601
lying on front	腹這い	趴	pā	1602
do not overeat	腹八分目	八成饱	bāchéngbǎo	1603
to feel nervous	ハラハラする	(因不能预测事情是否顺利而)担心，忧虑	(yīn bùnéng yùcè shìqíng shìfǒu shùnlì ér) dānxīn, yōulù	1604

164

1605	stomach perspective	バリウム、胃透視	钡餐	bèicān
1606	medical patch	貼り薬	贴的药	tiē de yào
1607	puffy	腫れぼったい	微肿	wēizhǒng
1608	swelling	腫れる	肿，肿胀	zhǒng, zhǒngzhàng
1609	to brush teeth	歯を磨く	刷牙	shuāyá
1610	meniscus	半月板	半月板	bànyuèbǎn
1611	Hansen's disease, leprosy	ハンセン病	麻疯病，汉森病	máfēngbìng, Hànsēnbìng
1612	plaster	絆創膏	橡皮膏，创可贴	xiàngpígāo, chuàngkětiē
1613	adhesive plaster bandage	絆創膏包帯	胶布绷带	jiāobù bēngdài
1614	to apply adhesive tape	絆創膏を貼る	贴创口贴	tiē chuāngkǒutiē

ぱんとぷ――びくっと

pantoprazole	パントプラゾール	潘妥洛克	pāntuǒluòkè	1615
ひ				
hyaluronic acid	ヒアルロン酸	透明质酸，玻尿酸	tòumíngzhì suān, bōniàosuān	1616
sensitivity to the cold	冷え性	寒性体质，怕冷症	hánxìngtǐzhì, pàlěngzhèng	1617
rhinitis	鼻炎	鼻炎	bíyán	1618
subcutaneous injection	皮下注射	皮下注射	píxià zhùshè	1619
to envy	僻む	乖僻，别扭	guāipì, bièniǔ	1620
convulsion	引きつけ	抽风，痉挛	chōufēng, jìngluán	1621
nasal cavity	鼻腔	鼻腔	bíqiāng	1622
to be frightened	びくっとする	吃惊，吓一跳	chījīng, xià yītiào	1623

166

1624	to dread, to be nervous	びくびくする	战战兢兢，畏首畏尾，心惊肉跳	zhànzhànjīngjīng, wèishǒu-wèiwěi, xīnjīng-ròutiào
1625	facial hair（e.g.beard, mustache）	ひげ 髭	胡须，胡子	húxū, húzi
1626	shaving	ひげ そ 髭剃り	刮胡子，剃须	guā húzi, tìxū
1627	to shave one's beard	そ ひげを剃る	刮胡子	guā húzi
1628	subject	ひ けんしゃ 被験者	受试者	shòushìzhě
1629	fibula	ひ こつ 腓骨	腓骨	féigǔ
1630	tailbone	び こつ 尾骨	尾骨	wěigǔ
1631	knee	ひざ 膝	膝，膝盖	xī, xīgài
1632	to kneel	ひざまず 跪く	跪	guì
1633	elbow	ひじ 肘	胳膊肘儿，臂肘	gēbozhǒur, bìzhǒu

ひぞう——ひとみ

spleen	脾臓（ひぞう）	脾脏	pízàng	1634
forehead	額（ひたい）	额头，前额，脑门子，脑门儿	étóu, qiáné, nǎoménzi, nǎoménr	1635
vitamin	ビタミン	维生素	wéishēngsù	1636
the left hand	左手（ひだりて）	左手	zuǒshǒu	1637
scrape	ひっかき傷（きず）	擦伤	cāshāng	1638
to be surprised	びっくりする	吃惊，吓一跳	chījīng, xià yītiào	1639
single- edged eyelid	一重（ひとえ）まぶた	单眼皮	dānyǎnpí	1640
bite size foods	一口（ひとくち）	一口	yīkǒu	1641
index finger	人差（ひとさ）し指（ゆび）	食指，二拇指	shízhǐ, èrmǔzhǐ	1642
pupil	瞳（ひとみ）	瞳孔，眼眸，瞳仁	tóngkǒng, yǎnmóu, tóngrén	1643

1644	to talk to oneself	独り言を言う	自言自语	zìyán- zìyǔ
1645	urology	泌尿器科	泌尿科	mìniàokē
1646	wearing a contraceptive ring（IUD）	避妊リングを着けている	带环	dàihuán
1647	slight fever	微熱	低烧	dīshāo
1648	chaps	ひび	皲，皲裂	cūn, jūnliè
1649	skin	皮膚	皮肤	pífū
1650	dermatitis	皮膚炎	皮肤炎	pífūyán
1651	dermatology	皮膚科	皮肤科	pífūkē
1652	skin cancer	皮膚がん	皮肤癌	pífū'ái
1653	floaters	飛蚊症	飞蚊症	fēiwénzhèng

ひまん──びょうし

obese, obesity	肥満	肥胖	féipàng	1654
body mass index, BMI	肥満度指数	肥胖指数，BMI 指数	féipàng zhǐshù, BMI zhǐshù	1655
string	紐	带，带子	dài, dàizi	1656
love potion, aphrodisiac	媚薬	春药	chūnyào	1657
pertussis, whooping cough	百日咳	百日咳	bǎirìké	1658
to cool (the area)	冷やす	冷却	lěngquè	1659
to be frightened	ひやりとする	(因恐惧而)发冷，寒颤	(yīn kǒngjù ér) fālěng, hánzhàn	1660
hospital reception	病院受付	挂号处	guàhàochù	1661
disease	病気	疾病	jíbìng	1662
hospital room	病室	病房	bìngfáng	1663

1664	to look gloomy	表情が暗い	眼神暗淡了	yǎnshén àndànle
1665	muscles of expression	表情筋	表情肌	biǎoqíngjī
1666	ward	病棟	住院部	zhùyuànbù
1667	medical history	病歴	既往病史	jìwǎng bìngshǐ
1668	hot（spicy）	ピリ辛	辣	là
1669	to smart, to burn	ヒリヒリする	（由日晒，烧伤或皮肤擦伤导致的）火辣辣的疼痛	（yóu rìshài, shāoshāng huò pífū cāshāng dǎozhì de）huǒlàlà de téngtòng
1670	fatigue	疲労	疲劳，疲倦	píláo, píjuàn
1671	helicobacter pylori	ピロリ菌	幽门螺旋杆菌	yōumén luóxuángānjūn
1672	cross eyed	ひんがら目	斗鸡眼	dòujīyǎn
673	anemia	貧血	贫血	pínxuè

ひんにょ——ふくつう

| pollakiuria | 頻尿 (ひんにょう) | 尿频 | niàopín | 1674 |
| fit as a fiddle | ピンピン | 健壮 | jiànzhuàng | 1675 |

ふ

fiberscope	ファイバースコープ	纤维镜	xiānwéijìng	1676
uneasy	不安 (ふあん)	不安，不安定	bùān, bùāndìng	1677
German measles, rubella	風疹 (ふうしん)	风疹	fēngzhěn	1678
to have a spot	吹き出物が出来る (ふ でもの でき)	长小疮	zhǎng xiǎochuāng	1679
side effect	副作用 (ふくさよう)	副作用	fùzuòyòng	1680
adrenal gland	副腎 (ふくじん)	肾上腺	shènshàngxiàn	1681
stomachache, abdominal pain, cramps	腹痛 (ふくつう)	腹痛	fùtòng	1682

172

1683	accessory spleen	副脾	副脾	fùpí
1684	paranasal sinusitis	副鼻腔炎	鼻窦炎	bídòuyán
1685	paritoneum	腹膜	腹膜	fùmó
1686	calf	ふくらはぎ	腿肚子，小腿肚，腓	tuǐdùzi, xiǎotuǐdù, féi
1687	incurable disease	不治の病い	不治之症	bùzhì zhī zhèng
1688	injury, wound	負傷	负伤	fùshāng
1689	gyn(a)ecology	婦人科	妇科，妇产科	fùkē, fùchǎnkē
1690	arrhythmia	不整脈	心律不齐	xīnlǜ bùqí
1691	double eyelid	二重まぶた	双眼皮	shuāngyǎnpí
1692	bruise	ぶつかり怪我	撞伤	zhuàngshāng

ふくこう——ふとん

abdominal cavity	腹腔	腹腔	fùqiāng	1693
to hit, to strike	ぶつける	撞上，碰上	zhuàngshang, pèngshang	1694
to mutter	ブツブツ言う	口中喃喃地道	kǒuzhōng nánnán de dào	1695
to have a rashes	ぶつぶつができる	起了疙瘩	qǐle gēda	1696
physical therapy	物理療法	物疗，理疗	wùliáo, lǐliáo	1697
glucose	ブドウ糖	葡萄糖	pútáotáng	1698
thigh, upper leg	太もも	大腿	dàtuǐ	1699
over weight	太り過ぎ	肥胖，过重	féipàng, guòzhòng	1700
to gain weight, to put on weight	太る	胖，发胖	pàng, fāpàng	1701
bedclothes	布団	被褥	bèirù	1702

174

1703	pad dryer	布団乾燥機	被褥干燥机	bèirù gānzàojī
1704	infertility	不妊症	不孕症	bùyùnzhèng
1705	unsaturated fatty acids	不飽和脂肪酸	不饱和脂肪酸	bùbǎohé zhīfángsuān
1706	insomnia	不眠	失眠	shīmián
1707	insomnia	不眠症	失眠症	shīmiánzhèng
1708	flabby	ぶよぶよに太る	胖嘟嘟	pàng dūdū
1709	plaque	プラーク、歯垢	牙垢，斑块，牙菌斑，空斑	yágòu, bānkuài, yájūnbān, kōngbān
1710	privacy protection	プライバシー保護	隐私保护	yǐnsī bǎohù
1711	to walk unsteadily	ふらふら歩く	摇摇晃晃地走	yáoyáohuànghuàng de zǒu
1712	to feel faint	ふらふらする	偏偏倒倒，晃晃悠悠	piānpiān dǎodǎo, huànghuàngyōuyōu

bridge	ブリッジ	牙桥	yáqiáo	1713
purine	プリン体	嘌呤体	piàolìngtǐ	1714
tremble	震え	发抖	fādǒu	1715
to shake	震える	哆嗦，抖，震动	duōsuō, dǒu, zhèndòng	1716
to tremble violently	ブルブル震える	颤抖	chàndǒu	1717
pressure	プレッシャー	压力	yālì	1718
propolis	プロポリス	蜂胶	fēngjiāo	1719
light headed	フワフワするめまい	像飘起来似的头晕	xiàng piāoqǐlái shìde tóuyūn	1720
good smell	プンプン良い匂い	香喷喷	xiāngpēnpēn	1721

へ

1722	hair care	ヘアケア	护发	hùfà
1723	normal temperature	平熱	正常体温	zhèngcháng tǐwēn
1724	pace maker	ペースメーカー	起搏器	qǐbóqì
1725	Behcet's disease	ベーチェット病	白塞氏综合征，贝却敌症候群	Báisàishì zōnghézhēng, bèiquèdí zhènghòuqún
1726	Betaloc	ベタロック	倍他乐克	bèitālèkè
1727	bed	ベッド	床	chuáng
1728	to get down from the bed	ベッドから下りる	下地	xiàdì
1729	PET examination	PET 検査	正阳子断层扫描检查	zhèngyángzi duàncéng sǎomiáo jiǎnchá
1730	to feel sticky	ベトベトする	黏糊糊，发黏	niánhūhū, fānián
1731	exhausted	へとへとに疲れる	非常疲乏	fēicháng pífá

ぺにしり──べんがで

penicillin	ペニシリン	青霉素	qīngméisù	1732
penis	ペニス	阴茎	yīnjīng	1733
pepsinogen	ペピシノーゲン	胃蛋白酶原	wèidànbáiméiyuán	1734
hematocrit	ヘマトクリット	红细胞比例	hóngxìbāo bǐlì	1735
hemoglobin	ヘモグロビン	血红蛋白	xuèhóng dànbái	1736
hernia	ヘルニア	疝气，疝	shànqì, shàn	1737
helper	ヘルパー	家庭看护	jiātíng kànhù	1738
herpes	ヘルペス	疱疹	pàozhěn	1739
feces, stool	便	便	biàn	1740
to defecate, to have a bowel movement	便が出る	大便	dàbiàn	1741

178

へんしょ——ぼうこう

1742	picky eating, fussy eating	偏食 (へんしょく)	偏食	piānshí
1743	migraine	偏頭痛 (へんずつう)	偏头痛	piān tóutòng
1744	evacuation, defecation	便通 (べんつう)	通便	tōngbiàn
1745	tonsil	扁桃腺 (へんとうせん)	扁桃腺	biăntáoxiàn
1746	tonsillitis	扁桃腺炎 (へんとうせんえん)	扁桃体炎，扁桃腺炎	biăntáotĭyán, biăntáoxiànyán
1747	constipation	便秘 (べんび)	便秘	biànmì
			ほ	
1748	suture	縫合 (ほうごう)	缝合	fénghé
1749	bladder	膀胱 (ぼうこう)	膀胱	pángguāng
1750	cystitis	膀胱炎 (ぼうこうえん)	膀胱炎	pángguāngyán

179

ほうしゃ——ほお

radiotherapy	放射線療法 (ほうしゃせんりょうほう)	放射治疗	fàngshè zhìliáo	1751
to take one's hat off	帽子を取る (ぼうし と)	摘帽子	zhāi màozi	1752
aqueous humor	房水 (ぼうすい)	房水	fángshuǐ	1753
waterproof	防水シート (ぼうすい)	防水垫	fángshuǐdiàn	1754
bandage	包帯 (ほうたい)	绷带	bēngdài	1755
to bind up, to roll on the bandage	包帯をする (ほうたい)	包扎	bāozā	1756
to feel sodden	ぼうっとなる	发呆，发愣	fādāi, fālèng	1757
nasolabial fold	法令線 (ほうれいせん)	鼻唇沟，法令纹	bíchúngōu, fǎlìngwén	1758
saturated fatty acid	飽和脂肪酸 (ほうわしぼうさん)	饱和脂肪酸	bǎohé zhīfángsuān	1759
cheek	頬 (ほお)	脸颊，面颊	liǎnjiá, miànjiá	1760

1761	portable toilet	ポータブルトイレ	便携式马桶	biànxiéshì mǎtǒng
1762	family doctor	ホームドクター	家庭医生	jiātíng yīshēng
1763	home helper	ホームヘルパー	家庭保姆	jiātíng bǎomǔ
1764	warm	ほかほかした	热乎乎	rèhūhū
1765	amole	黒子	黑痣，痣	hēizhì, zhì
1766	to become senile	惚ける、呆ける	昏聩，发呆	hūnkuì, fādāi
1767	walking	歩行	步行	bùxíng
1768	assistance in walking	歩行介助	步行护理	bùxíng hùlǐ
1769	walker	歩行器	助行器	zhùxíngqì
1770	to use a walker	歩行器を使う	使用助行器	shǐyòng zhùxíngqì

ほこうふ——ほっとす

unstable walking	歩行不安定	步行不稳	bùxíng bùwěn	1771
hospice	ホスピス	安宁照顾	ānníng zhàogù	1772
button	ボタン	扣子，纽扣	kòuzi, niǔkòu	1773
to fasten (buttons)	ボタンをかける	扣上 (纽扣)	kòushàng (niǔkòu)	1774
to unbutton one's shirt	(上着の) ボタンを外す	解开上衣	jiěkāi shàngyī	1775
hearing aids	補聴器	助听器	zhùtīngqì	1776
attack	発作	发作	fāzuò	1777
eruption	発疹	疹子	zhěnzi	1778
to get rashes	発疹がでる	出疹子	chū zhěnzi	1779
to be relieved	ほっとする	放心，安心	fàngxīn, ānxīn	1780

1781	cheek	頬っぺた	腮帮子	sāibāngzi
1782	clostridium botulinum	ボツリヌス菌	肉毒杆菌	ròudúgānjūn
1783	showergel	ボディーソープ	沐浴露，沐浴液	mùyùlù，mùyùyè
1784	to burn	火照る	（脸或身体）感到发热	（liǎn huò shēntǐ）gǎndào fārè
1785	bone	骨	骨，骨头	gǔ，gǔtóu
1786	joints crack	骨にヒビが入る	骨头裂了	gǔtóu lièle
1787	cheekbone，zygomatic bone	頬骨	颧骨	quángǔ
1788	polyp	ポリープ	息肉	xīròu
1789	polio，infantile paralysis	ポリオ、小児麻痺	小儿麻痹，脊髓灰质炎	xiǎo'érmábì，jǐsuǐhuīzhìyán
1790	polyphenol	ポリフェノール	多酚	duōfēn

ほるまり——まえ

formalin	ホルマリン	福尔马林	fúěrmǎlín	1791
hormone	ホルモン	荷尔蒙，激素	héěrméng, jīsù	1792
to be moved	ほろりとする	情不自禁地落泪，被感动	qíngbù- zìjīn de luòlèi, bèi gǎndòng	1793
essential hypertension	本態性高血圧症	原发性高血压症	yuánfāxìng gāoxuèyāzhèng	1794
to sip	ほんの少し飲む	抿	mǐn	1795
to take a sip	ほんの一口啜る	抿一口	mǐn yīkǒu	1796

ま

after every meal	毎食後	每餐后	měicān hòu	1797
mouthpiece	マウスピース	牙套	yátào	1798
front,　forward	前	前，前面	qián, qiánmiàn	1799

1800	foretop	前髪	刘海	liúhǎi
1801	incisor	前歯	门牙	ményá
1802	pillow	枕	枕头	zhěntóu
1803	to ball up, to flounder	まごつく	彷徨，张皇失措	pánghuáng, zhānghuáng-shīcuò
1804	sincere	真面目	认真，踏实	rènzhēn, tàshí
1805	measles	麻疹	麻疹	mázhěn
1806	anesthesia	麻酔	麻醉	mázuì
1807	to anesthetize	麻酔する	打麻药	dǎ máyào
1808	anesthetic, narcotic	麻酔薬	麻醉剂	mázuìjì
809	waiting room	待合室	候诊室	hòuzhěnshì

まっき――まぶた

last stage	末期	晚期	wǎnqī	1810
terminally ill patient	末期患者	末期病人	mòqī bìngrén	1811
to get sunburn	真っ黒に日焼けしている	晒得黑黝黝	shài de hēiyǒuyǒu	1812
eyelashes	睫毛	眼睫毛，睫毛	yǎnjiémáo, jiémáo	1813
massage	マッサージ	按摩	ànmó	1814
peripheral nerve disorder	末梢神経障害	周围神经病变	zhōuwéi shénjīng bìngbiàn	1815
crutch	松葉杖	拐杖	guǎizhàng	1816
to be paralyzed	麻痺する	麻痹，失去知觉	mábì, shīqù zhījué	1817
too bright	眩しい	畏光，怕光，刺眼	wèiguāng, pàguāng, cìyǎn	1818
eyelids	瞼、眼瞼	眼皮，眼睑	yǎnpí, yǎnjiǎn	1819

まめ——まんせい

1820	callus	マメ	茧	jiǎn
1821	eyebrow	眉、眉毛	眉毛	méimao
1822	malaria	マラリア	疟疾	nüèji
1823	multiple vitamin	マルチビタミン	综合维生素	zōnghé wéishēngsù
1824	chronic gastritis	慢性胃炎	慢性胃炎	mànxìng wèiyán
1825	chronic hepatitis	慢性肝炎	慢性肝炎	mànxìng gānyán
1826	rheumatoid arthritis	慢性関節炎	风湿性，关节炎	fēngshīxìng, guānjiéyán
1827	chronic disease	慢性疾患	常年性疾病	chángniánxìng jíbìng
1828	chronic pain	慢性的な痛み	慢性痛	mànxìngtòng
1829	chronic obstructive pulmonary disease, COPD	慢性閉塞性肺疾患	慢性闭塞性肺疾患	mànxìng bìsèxìng fèi jíhuàn

187

まんぞく——みけん

satisfaction	満足	满足，满意	mǎnzú, mǎnyì	1830
to be satisfied, to be content with	満足する	满足，满意	mǎnzú, mǎnyì	1831
mammography	マンモグラフィー	钼钯，乳房造影术	mùbǎ, rǔfáng zàoyǐngshù	1832

み

difficult to see	見えにくい	看不清	kànbùqīng	1833
to see	見える	看得见	kàndejiàn	1834
gustation, sense of taste	味覚	味觉	wèijué	1835
to brush	磨く	刷(牙)，磨光，擦亮	shuā(yá), móguāng, cāliàng	1836
the right hand	右手	右手	yòushǒu	1837
forehead	眉間	眉头	méitóu	1838

188

みずぶく——みまう

1839	to get blisters	水<ruby>水<rt>みず</rt></ruby>ぶくれができる	起水泡	qǐ shuǐpào
1840	chicken pox	<ruby>水疱瘡<rt>みずぼうそう</rt></ruby>	水痘	shuǐdòu
1841	athlete's foot	<ruby>水虫<rt>みずむし</rt></ruby>	脚癣，脚气，香港脚	jiǎoxuǎn, jiǎoqì, xiānggǎngjiǎo
1842	epigastrium	みぞおち	心口，心口窝，胸口窝	xīnkǒu, xīnkǒuwō, xiōngkǒuwō
1843	mineral	ミネラル	矿物质	kuàngwùzhì
1844	mineral balance	ミネラルバランス	矿物质平衡	kuàngwùzhì pínghéng
1845	shudder	<ruby>身震<rt>みぶる</rt></ruby>い	寒颤，寒战	hánzhàn, hánzhàn
1846	to shudder	<ruby>身震<rt>みぶる</rt></ruby>いする	打寒颤	dǎ hánzhàn
1847	visitor	<ruby>見舞<rt>みま</rt></ruby>い<ruby>客<rt>きゃく</rt></ruby>	探望的客人	tànwàng de kèrén
1848	to pay a visit to	<ruby>見舞<rt>みま</rt></ruby>う	看病，探视	kànbìng, tànshì

みみ——みみのあ

ear	耳	耳朵	ěrduo	1849
ear wax	耳垢	耳垢，耳屎	ěrgòu, ěrshǐ	1850
to clean out one's ears	耳垢を取る	掏耳朵，挖耳屎	tāo ěrduo, wā ěrshǐ	1851
otalgia, one's ears hurt	耳が痛い	耳痛	ěrtòng	1852
wale	ミミズ腫れ	条痕	tiáohén	1853
earlobe	耳たぶ	耳垂，耳朵垂	ěrchuí, ěrduǒchuí	1854
discharge from the ear	耳だれ	耳脓，耳漏	ěrnóng, ěrlòu	1855
to get a discharge from the ear	耳だれが出る	出耳脓	chū ěrnóng	1856
tinnitus	耳鳴り	耳鸣	ěrmíng	1857
earhole	耳の穴	耳孔	ěrkǒng	1858

190

1859	fast pulse	脈がはやい	脉搏跳得快	màibó tiàodekuài
1860	disturbed pulse	脈が乱れる	脉搏紊乱	màibó wěnluàn
1861	pulse	脈拍	脉搏	màibó
1862	pulse rate	脈拍数	脉搏数	màibóshù
1863	to take one's pulse	脈をとる	号脉，诊脉，诊脉搏	hàomài, zhěnmài, zhěn màibó
1864	alum	ミョウバン	白矾	báifán

む

1865	to welcome, to meet	迎える	接，迎接	jiē, yíngjiē
1866	to feel nauseous, to be queasy	むかつく	恶心，想吐	ěxīn, xiǎngtù
1867	to bristle at, to be annoyed	むかっとくる	勃然大怒，怒上心头	bórán dànù, nùshàng-xīntóu

むかむか——むずむず

to feel sick, to feel nausea	むかむかする	恶心，想吐	ěxīn, xiǎngtù	1868
position	向<ruby>向<rt>む</rt></ruby>き	朝向，方向	cháoxiàng, fāngxiàng	1869
to turn	向<ruby>向<rt>む</rt></ruby>く	向，朝，对	xiàng, cháo, duì	1870
edema, oedema	浮腫<ruby>浮腫<rt>むくみ</rt></ruby><ruby>浮腫<rt>ふしゅ</rt></ruby>	浮肿	fúzhǒng	1871
to get puffy, to get swollen	浮腫<ruby>浮腫<rt>むく</rt></ruby>む	浮肿	fúzhǒng	1872
shin	向<ruby>向<rt>むこ</rt></ruby>うずね	迎面骨	yíngmiàngǔ	1873
to neglect	無視<ruby>無視<rt>むし</rt></ruby>する	无视	wúshì	1874
decayed tooth	虫歯<ruby>虫歯<rt>むしば</rt></ruby>	龋齿，虫牙，蛀牙	qǔchǐ, chóngyá, zhùyá	1875
difficult, hard	難<ruby>難<rt>むずか</rt></ruby>しい	难的，困难的	nánde, kùnnande	1876
to feel itchy	ムズムズする	（身上像有虫子爬一样的）发痒	（shēnshàng xiàng yǒu chóngzi pá yīyàng de）fāyǎng	1877

1878	to choke	むせる	呛，呛噎	qiàng，qiàngyē
1879	neck strain	鞭打ち症	颈椎损伤	jǐngzhuī sǔnshāng
1880	to be annoyed	むっとする	不高兴，生气	bù gāoxìng，shēngqì
1881	to feel a tightness in the chest	胸苦しい	胸闷	xiōng mèn
1882	chest	胸	胸脯，胸部	xiōngpú，xiōngbù
1883	to feel refreshed	胸がすく	心里爽快，痛快	xīnlǐ shuǎngkuài，tòngkuài
1884	one's heart is beating fast	胸がドキドキしている	心里怦怦地跳	xīnlǐ pēngpēng de tiào
1885	to palpitate，chest pounding	胸がドキドキする	心突突地跳	xīn tūtū de tiào
1886	to be startled	胸がドキンとする	怦然心动	pēng rán xīn dòng
1887	upset stomach	胸やけ	胃灼热，胃热，烧心	wèi zhuórè，wèirè，shāoxīn

め

eye	目	眼睛	yǎnjing	1888
to lose hope	滅入る	郁闷，忧郁	yùmèn, yōuyù	1889
to get blurry vision	目が霞む	两眼发花，视觉模糊	liǎngyǎn fāhuā, shìjué móhū	1890
hazy eyes	目がかすんでぼんやり	眼睛看得模糊	yǎnjing kànde móhū	1891
to have dull feeling in one's eye (s)	目がゴロゴロする	眼睛里像有异物摩擦着疼，眼睛阵痛	yǎnjing lǐ xiàngyǒu yìwù mócāzhe téng, yǎnjing zhèntòng	1892
inner corner of the eye	目頭、内眼角	眼角，内眼角	yǎnjiǎo, nèiyǎnjiǎo	1893
to be very surprised	目が点になる	傻眼	shǎyǎn	1894
the eyelid is swollen	目が腫れる	眼睛胀	yǎnjing zhàng	1895
ocular pain	目がヒリヒリする	眼睛刺痛	yǎnjing cìtòng	1896

1897	dazzling	目が眩しい	目眩	mùxuàn
1898	to be dizzy	目が回る	眼睛打眩	yǎnjing dǎxuàn
1899	eye drops	目薬	眼药水	yǎnyàoshuǐ
1900	to lose hope	めげる	服，畏	fú，wèi
1901	outer corner of the eye	目尻、外眼角	眼梢，外眼角	yǎnshāo，wàiyǎnjiǎo
1902	lines at the corners of one's eyes	目尻の皺	鱼尾纹	yúwěiwén
1903	expression of the eyes	目つき	眼神	yǎnshén
1904	sterile absorbent gauze	滅菌ガーゼ	无菌纱布	wújūn shābù
1905	Meniere's syndrome, Meniere's disease	メニエール症候群	梅尼尔综合症	Méiní'ěr zōnghézhèng
1906	ocular pain, eye pain	目の痛み	眼痛	yǎntòng

めのなか——めんえき

stinging	目の中がちくちくする	眼睛里面刺痛	yǎnjing lǐmiàn cìtòng	1907
around an eye	目の周り	眼圈	yǎnquān	1908
dizziness	目眩	头晕，眼花眩晕，目眩	tóuyūn, yǎnhuā xuànyùn, mùxuàn	1909
eye mucus, eye discharge	目やに、眼脂	眼屎	yǎnshǐ	1910
to clear off eye mucus	目やにを取る	清洁眼垢	qīngjié yǎngòu	1911
to open one's eyes	目を開ける	睁眼，睁开眼睛	zhēngyǎn, zhēngkāi yǎnjing	1912
to waken	目を覚めさせる	提神	tíshén	1913
to close one's eyes	目を閉じる	闭眼，闭上眼睛	bìyǎn, bìshàng yǎnjīng	1914
to blink one's eyes	目をパチパチさせる	眼睛不停的眨巴	yǎnjing bùtíng de zhǎbā	1915
immune system	免疫システム	免疫系统	miǎnyì xìtǒng	1916

196

1917	immunotherapy	免疫療法 めんえきりょうほう	免疫疗法	miǎnyì liáofǎ
1918	decreased immunity	免疫力低下 めんえきりょくていか	免疫力下降	miǎnyìlì xiàjiàng
1919	visit, meet	面会 めんかい	探视	tànshì
1920	visiting hour	面会時間 めんかいじかん	探视时间	tànshì shíjiān
1921	no visitors	面会謝絶 めんかいしゃぜつ	谢绝访客	xièjué fǎngkè
1922	facial furuncle	面疔 めんちょう	脸疔	liǎnyōng
1923	to give a person trouble	面倒をかける めんどう	(添)麻烦，添乱	(tiān)máfan, tiānluàn
1924	cotton swab	綿棒 めんぼう	棉签	miánqiān
		も		
1925	cecum	盲腸 もうちょう	盲腸	mángcháng

もうまく――もみあげ

retina	網膜 （もうまく）	视网膜	shìwǎngmó	1926
retinitis	網膜炎 （もうまくえん）	网膜炎	wǎngmóyán	1927
retinopathy	網膜症 （もうまくしょう）	视网膜病变	shìwǎngmó bìngbiàn	1928
retinal detachment	網膜剥離 （もうまくはくり）	视网膜脱落	shìwǎngmó tuōluò	1929
ciliary body	毛様体 （もうようたい）	睫状体	jiézhuàngtǐ	1930
to bring	持ってくる （も）	拿来，带来	nálái, dàilái	1931
more	もっと	更，再	gèng, zài	1932
sty	ものもらい、麦粒腫 （ばくりゅうしゅ）	针眼，麦粒肿	zhēnyǎn, màilìzhǒng	1933
forgetfulness	物忘れ （ものわす）	忘记，健忘	wàngjì, jiànwàng	1934
sideburns	もみ上げ （あ）	鬓角	bìnjiǎo	1935

1936	to wet oneself	（尿を）もらす、失禁	失禁	shījìn
1937	medical interview	問診	问诊	wènzhěn
1938	medical questionnaire	問診表	问诊单	wènzhěndān
1939	incisor, front tooth	門歯	门牙	ményá
1940	portal vein	門脈	门静脉	ménjìngmài
		や		
1941	double tooth	八重歯	虎牙	hǔyá
1942	to become anxious	やきもきする	焦虑不安	jiāolǜ- bùān
1943	pharmacist	薬剤師	药剂师	yàojìshī
1944	drug therapy	薬物療法	药物疗法	yàowù liáofǎ

やけど──やもうし

burn	火傷	烧伤，烫伤	shāoshāng, tàngshāng	1945
tingling pain, throbbing pain, it hurts in burns	やけどがズキズキする	灼痛，烫伤的地方一阵阵地疼，隐隐作痛	zhuótòng, tàngshāng de dìfang yīzhènzhèn de téng, yǐnyǐn zuòtòng	1946
tender, kind	優しい	柔和，温顺	róuhé, wēnshùn	1947
to rest	休む	休息，歇息	xiūxi, xiēxi	1948
thin	痩せている	痩	shòu	1949
to lose weight	痩せる	痩	shòu	1950
pharmacy, drug store	薬局	药店，药房	yàodiàn, yàofáng	1951
pharmacy	(病院内の)薬局	药房，取药处	yàofáng, qǔyàochù	1952
nocturnal enuresis	夜尿症	夜尿症	yèniàozhèng	1953
night blindness	夜盲症、鳥目	夜盲症	yèmángzhèng	1954

1955	soft	柔らかい	嫩，软	nèn, ruǎn

ゆ

1956	harmful	有害な	有害	yǒuhài
1957	cheerful	愉快だ	愉快，快乐	yúkuài, kuàilè
1958	how hot the water is	湯かげん	洗澡水的温度	xǐzǎoshuǐ de wēndù
1959	blood infusion	輸血	输血	shūxuè
1960	to give a blood transfusion	輸血する	输血	shūxuè
1961	hot water bottle	湯たんぽ	热水袋	rèshuǐdài
1962	loosely fitted	ゆったり	宽松	kuānsōng
1963	ureter	輸尿管	输尿管	shūniàoguǎn

ゆび——ようかい

toe	指（足）	脚趾	jiǎozhǐ	1964
finger	指（手）	手指	shǒuzhǐ	1965
one's knuckles crack	指の関節がポキポキ鳴る	指节嘎巴嘎巴地掰出响声	zhǐjié gābā gābā de bāichū xiǎngshēng	1966
ball of a finger	指の腹	指肚	zhǐdù	1967
webbing of fingers	指の股	指缝儿	zhǐfèngr	1968
to take a bath	湯船につかる	泡澡	pàozǎo	1969
to tub	湯船の中で洗う	盆浴	pényù	1970
loose	緩い	松的	sōngde	1971
よ				
elderly people requiring long- term care	要介護高齢者	失能老人	shīnéng lǎorén	1972

ようしせ──よくそう

1973	proton therapy	陽子線治療	质子治疗	zhìzi zhìliáo
1974	care of health	養生する	养病	yǎngbìng
1975	condition	容態、容体	病状，病势	bìngzhuàng，bìngshì
1976	lumbar vertebra	腰椎	腰椎	yāozhuī
1977	backache, lower back pain	腰痛	腰痛	yāotòng
1978	iodine	ヨード	碘	diǎn
1979	tincture of iodine	ヨードチンキ	碘酒	diǎnjiǔ
1980	bathroom	浴室	浴室	yùshì
1981	bath tub	浴そう	浴缸，浴池	yùgāng，yùchí
982	to get out of the bathtub	浴そうから出る	出浴缸，出浴池	chū yùgāng，chū yùchí

203

よくそう――よめい

to step into the bathtub	浴そうに入る	进入浴缸，进入浴池	jìnrù yùgāng, jìnrù yùchí	1983
to get well, to recover	良くなる	好起来	hǎoqǐlái	1984
to stain	汚す	弄脏	nòngzāng	1985
to lie down	横になる	躺，躺下	tǎng, tǎngxià	1986
to sleep sideways	横向きに寝る	侧躺	cètǎng	1987
saliva, water	涎	涎水，口水	xiánshuǐ, kǒushuǐ	1988
to salivate	涎が出る	流口水	liú kǒushuǐ	1989
to call	呼ぶ	叫，呼叫	jiào, hūjiào	1990
totter	よぼよぼ	步履蹒跚	bùlǚ pánshān	1991
the rest of one's life, time to live	余命	存活期	cúnhuóqī	1992

1993	night	夜 （よる）	夜，晚上	yè, wǎnshang
1994	to be pleased	喜ぶ （よろこ）	欢喜，高兴	huānxǐ, gāoxìng
1995	tottering	よろめいてよろよろ	踉踉跄跄	liàngliàng qiàngqiàng
1996	to jolt	よろめく、ガタガタする	摇摇晃晃， 东倒西歪	yáoyáo huànghuàng, dōngdǎo- xīwāi
1997	to become weak	弱る （よわ）	衰弱	shuāiruò
		ら		
1998	Rhinovirus	ライノウイルス	鼻病毒	bí bìngdú
1999	easy	楽 （らく）	安乐，舒适	ānlè, shūshì
2000	to feel better	楽になる （らく）	舒服起来	shūfu qǐlái
2001	astigmatism	乱視 （らんし）	散光	sǎnguāng

らんそう──りにょう

ovary	卵巣	卵巢	luǎncháo	2002
ovarin cystoma	卵巣嚢腫	卵巢囊肿	luǎncháo nángzhǒng	2003

り

PT, Physical Therapist	理学療法士	物理治疗师	wùlǐ zhìliáoshī	2004
to strain oneself	力む	使劲儿	shǐjìnr	2005
reclining bed	リクライニングベッド	可动床	kědòngchuáng	2006
lycopene	リコピン	蕃茄红素	fānqié hóngsù	2007
getting out of bed	離床	起床，离床	qǐchuáng, líchuáng	2008
unstable standing	立位不安定	站立不稳	zhànlì bùwěn	2009
diuretic	利尿剤	利尿剂	lìniàojì	2010

2011	lipase	リパーゼ	脂肪酶	zhīfángméi
2012	rehabilitation	リハビリテーション、リハビリ	复健，康复	fùjiàn, kāngfù
2013	epidemic conjunctivitis	流行性結膜炎	流行性结膜炎	liúxíngxìng jiémóyán
2014	mumps	流行性耳下腺炎	流行性腮腺炎	liúxíngxìng sāixiànyán
2015	abortion	流産	流产	liúchǎn
2016	fluid diet	流動食	流食	liúshí
2017	rheumatism	リューマチ	风湿病	fēngshībìng
2018	rheumatic fever	リューマチ熱	风湿热	fēngshīrè
2019	both arms	両腕	双臂	shuāngbì
2020	good sleep	良眠	睡得很好	shuìde hěnhǎo

りょうめ——りんぱ

both eyes	両目 (りょうめ)	双眼	shuāngyǎn	2021
to open both eyes	両目を開ける (りょうめ　あ)	睁开双眼	zhēngkāi shuāngyǎn	2022
medical treatment	療養 (りょうよう)	养病	yǎngbìng	2023
glaucoma	緑内障 (りょくないしょう)	青光眼	qīngguāngyǎn	2024
relaxation	リラクゼーション	放松，休养	fàngsōng, xiūyǎng	2025
to feel relaxed	リラックスする	放松，松弛	fàngsōng, sōngchí	2026
phosphor	リン	磷	lín	2027
lincomysin	リンコマイシン	林肯麦素	línkěn màisù	2028
rinse	リンス	护发素	hùfāsù	2029
lymph	リンパ	淋巴	línbā	2030

2031	lymph node	リンパ節	淋巴节，淋巴结	línbājié, línbājié
2032	lymph node	リンパ腺	淋巴腺	línbāxiàn
		る		
2033	lacrimal gland	涙腺	泪腺	lèixiàn
2034	lutein	ルティン	里辛	lǐxīn
		れ		
2035	Raynaud's disease	レイノー病	雷诺氏病	Léinuòshì bìng
2036	laser therapy	レーザー治療	激光治疗	jīguāng zhìliáo
2037	LASIK	レーシック	准分子激光手术，近视矫正手术	zhǔnfēnzi jīguāng shǒushù, jìnshì jiǎozhèng shǒushù
2038	Legionella bacteria	レジオネラ菌	军团杆菌	jūntuángān jūn

れむすい──ろっこつ

REM sleep	レム睡眠（すいみん）	浅睡，异相睡眠，眼快动睡眠，快波睡眠	qiǎnshuì, yìxiàng shuìmián, yǎnkuàidòng shuìmián, kuàibō shuìmián	2039
X-ray	レントゲン	X光	X guāng	2040
to examine the X-ray inspection	レントゲン検査（けんさ）をする	做X光检查	zuò X guāng jiǎnchá	2041

ろ

presbyopia	老眼（ろうがん）	老花眼	lǎohuāyǎn	2042
nursing home, a nursing home for the aged	老人（ろうじん）ホーム	养老院，敬老院	yǎnglǎoyuàn, jìnglǎoyuàn	2043
infirmity of old age	老衰（ろうすい）	衰老	shuāilǎo	2044
locomotive syndrome	ロコモティブシンドローム	运动器官综合症	yùndòng qìguān zōnghézhèng	2045
rib	肋骨（ろっこつ）	肋骨	lèigǔ	2046

わ

2047	Warfarin	ワーファリン	华法林	huáfǎlín
2048	selfish	我が儘	任性，恣意	rènxìng，zìyì
2049	to understand	分かる	懂，了解	dǒng，liǎojiě
2050	side	脇	腋下	yèxià
2051	underarm hair	脇毛	腋毛	yèmáo
2052	armpit, axilla	脇の下、腋窩	腋窝，腋下	yèwō，yèxià
2053	flank	脇腹	侧腹部	cèfùbù
2054	vaccine	ワクチン	疫苗	yìmiáo
2055	to get excited, to be thrilled	ワクワクする	（因喜悦或期待等而）兴奋，激动	（yīn xǐyuè huò qīdài děng ér）xīngfèn，jīdòng
2056	to forget	忘れる	忘记，忘掉	wàngjì，wàngdiào

わせりん——わらう

Vaseline	ワセリン	凡士林	Fánshìlín	2057
to smile,　to laugh	笑う	笑	xiào	2058

2．介護・看護の会話

Care, Nursing Conversation　护理・看护会话

介護・看護の会話

Hospital・reception	病院・受付	医院・挂号处	Yīyuàn・guàhàochù	
The reception is on the right of lobby.	受付はロビーの右側にあります。	挂号处在大厅右侧。	Guàhàochù zài dàtīng yòucè.	1
Is this your first visit to this hospital?	この病院ははじめてですか。	你是第一次来这个医院吗?	Nǐ shì dì yīcì lái zhè ge yīyuàn ma?	2
What's your complaint now?	今、どんな症状ですか。	现在你有什么症状?	Xiànzài nǐ yǒu shénme zhèngzhuàng?	3
Please tell me in detail about your symptoms.	症状をくわしく話してください。	请详细地说一下病情。	Qǐng xiángxì de shuō yīxià bìngqíng.	4
Are you allergic to any foods or medicines?	食べ物や薬にアレルギーはありますか。	对食物,药物过敏吗?	Duì shíwù, yàowù guòmǐn ma?	5

214

病院・受付

6	Have you ever suffered from any serious disease?	いままで重い病気にかかったことがありましたか。	有没有生过大病?	Yǒu méiyǒu shēngguo dàbìng?
7	Do you have a fever?	熱はありますか。	发烧吗?	Fāshāo ma?
8	Let me take your temperature. Please put this thermometer under you armpit.	熱を計りますので、この体温計を脇の下にはさんでください。	要测一下体温，把这个体温计放到腋下。	Yào cè yīxià tǐwēn, bǎ zhègè tǐwēnjì fàngdào yèxià.
9	How long have you had a stomachache?	腹痛はいつからですか。	从什么时候开始肚子痛的?	Cóng shénme shíhou kāishǐ dùzi tòng de?
10	You are a new patient to this hospital, aren't you?	あなたは初診ですね。	你是初诊，是不是?	Nǐ shì chūzhěn, shì bu shì?
11	Are you a revisiting patient?	あなたは再診ですか。	你是复查吗?	Nǐ shì fùchá ma?

介護・看護の会話

First, please fill out the medical history form.	まず問診票に記入してください。	请先填问诊单。	Qǐng xiān tián wènzhěndān.	12
The counter No.2 is for new patients to this hospital.	初診の受付は２番カウンターです。	初诊挂号，在２号挂号处。	Chūzhěn guàhào, zài èrhào guàhàochù.	13
The counter No. 3 is for revisiting patients to this hospital.	再診の受付は３番カウンターです。	复诊挂号，在３号挂号处。	Fùzhěn guàhào, zài sānhào guàhàochù.	14
Do you have your health insurance card?	健康保険証はありますか。	带有健康保险证吗?	Dài yǒu jiànkāng bǎoxiǎnzhèng ma?	15
Do you have your health insurance card?	健康保険証を持ってきていますか。	健康保险证带来了吗?	Jiànkāng bǎoxiǎnzhèng dài láile ma?	16
If you don't have a health insurance card, you will need to pay the full fee in cash.	保険証をお持ちでないと自費診療になります。	如果没有健康保险证，需要自费治疗。	Rúguǒ méiyǒu jiànkāng bǎoxiǎnzhèng, xūyào zìfèi zhìliáo.	17

216

病院・受付

18	I want to consult the doctor.	医者に診ていただきたいのです。	我要请医生看看。	Wǒ yào qǐng yīshēng kànkan.
19	What department would you like to go to?	何科にかかりたいですか。	您打算挂哪一科?	Nín dǎsuàn guà nǎ yī kē?
20	I want to have a medical examination in the internal medicine department.	私は内科にかかりたいです。	我看内科。	Wǒ kàn nèikē.
21	Please put your card into the box of the internal medicine department.	診察券を内科のボックスに入れてください。	请把挂号证放进内科的卡片箱里。	Qǐng bǎ guàhàozhèng fàng jìn nèi kē de kǎpiàn xiāngli.
22	Please proceed to the outpatient desk.	外来に行って手続きをしてください。	你到门诊部去挂号吧。	Nǐ dào ménzhěnbù qù guàhào ba.
23	You need to have a medical examination in the surgery department.	外科を受診してください。	请去外科检查。	Qǐng qù wàikē jiǎnchá.

介護・看護の会話

Office hours of outpatients are from 9:30 to 5:00.	外来診療は、9時30分から、5時までです。	门诊的时间是从9点30分到5点。	Ménzhěn de shíjiān shì cóng jiǔ diǎn sānshi fēn dào wǔ diǎn.	24
Are you pregnant?	妊娠していますか。	怀孕了吗?	Huáiyùnle ma?	25
Please wait here until you are called.	お名前が呼ばれるまで、ここで待っていてください。	叫到您的名字前，请在这里等候。	Jiàodào nín de míngzi qián, qǐng zài zhèli děnghòu.	26
Please tell us right away, if you feel unwell while you are waiting.	待っている間に、気分が悪くなったらすぐ申し出てください。	在等候时，感觉不舒服的话，请马上告诉我们。	Zài děnghòu shí gǎnjué bù shūfu de huà, qǐng mǎshàng gàosu wǒmen.	27
I want to lie a moment, I don't feel well so much.	あまり気分がよくないので、ちょっと横になりたいです。	我不太舒服，想躺一会儿。	Wǒ bú tài shūfu, xiǎng tǎng yī huìr.	28
You had better ask for a house call.	往診を頼んだほうがいいです。	还是请医生出诊好。	Háishì qǐng yīshēng chūzhěn hǎo.	29

218

病院・診察

30	Can you show me how to get to ophthalmology department?	眼科はどうやって行くのでしょうか。	去眼科怎么走？	Qù yǎnkē zěnme zǒu?
31	This wheelchair belongs to the hospital.	これは病院の車いすです。	这是医院的轮椅。	Zhè shì yīyuàn de lúnyǐ.
32	I want to make a reservation.	予約したいのですが。	我想预约。	Wǒ xiǎng yùyuē.
	Hospital・examination	**病院・診察**	**医院・诊察**	**Yīyuàn・zhěnchá**
33	In what part do you have the pain?	どこの具合が悪いですか。	你哪儿不舒服？	Nǐ nǎr bù shūfu?
34	How long have you been in this state?	いつ頃から始まりましたか？	从什么时候开始？	Cóng shénme shíhou kāishǐ?

介護・看護の会話

What diseases have you had?	あなたはどんな病気にかかったことがありますか。	你得过什么病?	Nǐ déguo shénme bìng?	35
I have got pneumonia.	肺炎にかかったことがあります。	我得过肺炎。	Wǒ déguo fèiyán.	36
I have never had an operation.	私は以前に手術をしたことがありません。	我以前没做过手术。	Wǒ yǐqián méi zuòguo shǒushù.	37
Do you feel nauseous?	吐き気がありますか。	恶心吗?	Ěxīn ma?	38
I feel nauseous.	吐き気がします。	恶心。	Ěxīn.	39
I have a stomachache.	胃が痛いです。	胃疼。	Wèi téng.	40

病院・診察

41	I have griping pain in my stomach.	胃がきりきり痛みます。	胃绞痛。	Wèi jiǎotòng.
42	I feel a sharp continuous pain with my stomach.	胃がずっとキリキリいたむんです。	我的胃一直钻心地痛。	Wǒ de wèi yīzhí zuānxīn de tòng.
43	I have had stomachache for a week.	1週間前からおなかが痛いです。	从一周以前肚子疼。	Cóng yīzhōu yǐqián dùzi téng.
44	I have heartburn.	胸やけがします。	烧心。	Shāo xīn.
45	My stomach seems to be a little swollen.	お腹が少しつっ張るようです。	肚子有点儿发胀。	Dùzi yǒudiǎnr fāzhàng.
46	How is your appetite?	食欲はどうですか？	食欲怎么样?	Shíyù zěnmeyàng?

221

介護・看護の会話

I have no appetite, and have heartburn after eating something.	食欲はありません、食後胸焼けがします。	食欲不好，饭后经常烧心。	Shíyù bù hǎo, fànhòu jīngcháng shāoxīn.	47
I cannot taste anything that I eat.	何を食べてもまったく味がありません。	吃东西根本没有滋味儿。	Chī dōngxi gēnběn méi yǒu zīwèir.	48
I vomited everything that I had eaten.	食べたものはみな吐いてしまいます。	吃的东西都吐了。	Chī de dōngxi dōu tù le.	49
I have been constipated for a while.	便秘が続いています。	持续便秘。	Chíxù biànmì.	50
I have loose bowels.	お腹を下しています。（下痢をしています。）	我泻肚。我拉肚子。	Wǒ xièdù. Wǒ lā dùzi.	51
I have a bad diarrhea.	下痢がひどいです。	泻肚严重。	Xièdù yánzhòng.	52

病院・診察

53	Please eat a food that is easily digested.	消化のよいものを食べてください。	你该吃点儿好消化的东西。	Nǐ gāi chī diǎnr hǎo xiāohuà de dōngxi.
54	Do you feel thirsty?	喉がかわきますか。	口渴吗?	Kǒu kě ma?
55	If you feel thirsty, you may have a fever.	口が渇くようですが、熱があるのでしょう。	你说嘴里干，大概发烧了。	Nǐ shuō zuǐli gān, dàgài fāshāo le.
56	Probably you have a fever. Let's take your temperature.	熱があるのでしょう。計ってみましょう。	可能发烧了，量体温吧。	Kěnéng fāshāole, liáng tǐwēn ba.
57	I have a fever and a headache, and cough.	私は熱があって、頭痛がして、咳が出ます。	我发烧，头痛，咳嗽。	Wǒ fāshāo, tóutòng, késou.
58	Do you cough heavily?	咳がひどいですか。	咳嗽得厉害吗?	Késou dd lìhai ma?

223

介護・看護の会話

At night the cough becomes worse.	夜になると咳がひどくなります。	一到夜里咳嗽太厉害。	Yī dào yèlǐ késou tài lìhai.	59
My throat is so sore that I can't open my mouth easily.	喉がとても痛くて、口が開けられません。	嗓子特别疼，我的嘴张不开。	Sǎngzi tèbié téng, wǒ de zuǐ zhāng bù kāi.	60
I have only a slight pain in my throat. It's not serious.	たいしたことはありません。ちょっと喉が痛いだけです。	没什么，就是嗓子有点儿疼。	Méi shénme, jiù shì sǎngzi yǒudiǎnr téng.	61
My nose is stuffed up, I can't smell anything.	鼻が詰まって匂いが分かりません。	鼻子不通气，什么都闻不见。	Bízi bú tōngqì, shénme dōu wénbujiàn.	62
I feel chilly.	ゾクゾクしてさむいんです。	一阵阵地发冷。	Yīzhènzhèn de fālěng.	63
I have a headache, and feel tired.	頭痛がして、体中がだるいです。	头疼，浑身无力。	Tóuténg, húnshēn wúli.	64

病院・診察

65	I am feeling very tired and weak.	とても疲れやすいです。	很容易疲劳。	Hěn róngyì píláo.
66	I feel pressure in the chest.	胸苦しいです。	胸闷。	Xiōng mèn.
67	I feel like I am choking sometimes.	少し息が苦しいです。	呼吸有点儿困难。	Hūxī yǒudiǎnr kùnnan.
68	I am not able to sleep at night and that worries me.	夜寝つけないのでいらいらします。	晚上睡不着，心烦。	Wǎnshang shuì bùzháo, xīnfán.
69	I feel dizzy, can't possibly get up.	頭がふらふらして、どうしても起き上がれません。	头晕眼花，怎么也站不起来。	Tóuyūn yǎnhuā, zěnme yě zhàn bu qǐlái.
70	I feel better.	気分はいいです。	感觉好多了。	Gǎnjué hǎoduō le.

介護・看護の会話

I don't feel well.	気分が悪いです。	不舒服。	Bù shūfu.	71
I am irritated.	いらいらします。	心烦。	Xīnfán.	72
I have eczema on my back.	背中に湿疹ができています。	脊背上出了湿疹。	Jǐbèi shang chūle shīzhěn.	73
My neck is covered in red spots.	私の首に赤い発疹がたくさん出ました。	我的脖子上起了很多红疹子。	Wǒ de bózi shàng qǐle hěnduō hóng zhěnzi.	74
Is it itchy?	かゆいですか。	痒不痒?	Yǎng bù yǎng?	75
It isn't itchy, but very painful.	かゆくありませんが、とても痛いです。	不痒,但是疼得很厉害。	Bù yǎng, dànshì téngde hěn lìhai.	76

病院・診察

77	My back feels prickly.	背中がチクチクするんです。	背像针扎一样疼。	Bèi xiàng zhēn zhā yíyàng téng.
78	I have a burning pain on my scar.	やけどしたところがヒリヒリするんです。	烧伤的地方火辣辣地疼。	Shāoshāng de dìfāng huǒlàlà de téng.
79	My hemorrhoids are very painful.	痔がすごく痛くてがまんできません。	痔疮疼得受不了。	Zhìchuāng téng de shòubu liǎo.
80	I fell down the stairs.	私は階段から転げ落ちました。	我从楼梯上摔下来了。	Wǒ cóng lóutī shàng shuāi xiàláile.
81	Are any of my bones broken?	骨は大丈夫でしょうか。	骨头儿没事吗?	Gǔtour méi shì ma?
82	Do you have any pain in this part of your body?	ここは痛みますか。	这儿疼吗?	Zhèr téng ma?

介護・看護の会話

What kind of pain is it?	どんなふうに痛みますか。	怎么个疼法?	Zěnme gè téngfǎ?	83
I have a slight pain.	少し痛みます。	有点儿疼。	Yǒudiǎnr téng.	84
I have a severe pain.	すごく痛みます。	非常疼。	Fēicháng téng.	85
I have a throbbing pain in my buttock.	腰がズキズキ痛いんです。	腰一阵阵地疼。	Yāo yīzhènzhen de téng.	86
My knee is so painful that I cannot sit down.	膝が痛くて座れません。	膝盖痛，坐不下来。	Xīgài tòng, zuò bù xiàlái.	87
I can't raise my left arm.	左腕が挙げられません。	左臂还抬不起来。	Zuǒbì hái tái bù qǐlái.	88

病院・診察

89	Do you feel as if your limbs are paralyzed?	手足の痺れがありますか。	有手脚麻木的感觉吗?	Yǒu shǒujiǎo mámù de gǎnjué ma?
90	I am numbed.	しびれています。	发麻。	Fāmá.
91	Please continue with daily physiotherapy.	毎日物理療法を続けてください。	你每天要坚持理疗。	Nǐ měitiān yào jiānchí lǐliáo.
92	I can't hear very clearly.	耳がよく聞こえないんです。	耳朵听不太清楚。	Ěrduo tīng bù tài qīngchu.
93	I have poor hearing.	耳がとおくなりました。	听力下降。	Tīnglì xiàjiàng.
94	I have a ringing in my ears.	耳鳴りがします。	耳鸣。	Ěrmíng.

229

介護・看護の会話

I can't see very clearly.	目<ruby>め</ruby>がよくみえないんです。	眼睛看不太清楚。	Yǎnjīng kàn bù tài qīngchu.	95
My vision has been declining.	視力<ruby>しりょく</ruby>がおちました。	视力下降。	Shìlì xiàjiàng.	96
I cannot bear a toothache in this tooth.	この虫歯<ruby>むしば</ruby>が疼<ruby>うず</ruby>いて辛抱<ruby>しんぼう</ruby>できません。	这颗蛀牙疼得不得了。	Zhè kē zhùyá téng de bùdéliǎo.	97
Could you pull out this decayed tooth?	この歯<ruby>は</ruby>を抜<ruby>ぬ</ruby>いてください。	请把这颗牙给拔掉了吧。	Qǐng bǎ zhè kē yá gěi bá diàole ba.	98
What would it cost to have a false tooth fitted?	歯<ruby>は</ruby>を1本入<ruby>いっぽんい</ruby>れるといくらかかりますか。	镶一颗假牙要多少钱?	Xiāng yī kē jiǎyá yào duōshǎo qián?	99
This decayed tooth must be pulled out.	この歯<ruby>は</ruby>は抜<ruby>ぬ</ruby>かなければなりません。	这颗牙不拔不行。	Zhè kē yá bù bá bùxíng.	100

230

病院・診察

101	Your gums are swollen.	歯茎が腫れています。	牙床肿了。	Yáchuáng zhǒng le.
102	Would you like a set of false teeth?	入れ歯にしますか。	镶牙吗?	Xiāngyá ma?
103	Please go to the examination room, for an examination.	検査室へ行って検査を受けてください。	你去检查室去做检查吧。	Nǐ qù jiǎnchá shì qù zuò jiǎnchá ba.
104	Please undo the buttons on your coat.	上着のボタンを外してください。	请解开上衣的纽扣。	Qǐng jiěkāi shàngyī de niǔkòu.
105	Please inhale, exhale, open your mouth.	息を吸って。吐いて。口を開けて。	吸气，呼气，张开嘴。	Xīqì, hūqì, zhāngkāi zuǐ.
106	Please poke out your tongue at me.	舌を出してください。	请伸出舌头。	Qǐng shēn chū shétou.

231

介護・看護の会話

Please lie on the couch, and keep still.	ベッドに横になってください。動かないで。	请躺在床上。请别动。	Qǐng tǎng zài chuángshang. Qǐng bié dòng.	107
Please lie on your back on the couch.	ベッドに仰向けに寝てください。	请仰卧在床上。	Qǐng yǎngwò zài chuángshang.	108
Please have your chest X-ray taken.	レントゲンを撮ってもらってください。	你先去透视吧。	Nǐ xiān qù tòushì ba.	109
I will take your blood sample.	採血をしましょう。	采血吧。	Cǎixiě ba.	110
I will take your ECG.	心電図をとりましょう。	做心电图检查。	Zuò xīndiàntú jiǎnchá.	111
We are going to take you an EEG.	脳波をとりましょう。	做脑电波检查。	Zuò nǎo diànbō jiǎnchá.	112

232

病院・診察

113	I will examine your urine specimen.	尿検査をしましょう。	要做尿检查。	Yào zuò niào jiǎnchá.
114	Are you allergic to any medicines?	薬にアレルギーがありますか。	你药物过敏吗?	Nǐ yàowù guòmǐn ma?
115	Let's give you an antipyretic injection.	解熱剤の注射をします。	给您打退烧针。	Gěi nín dǎ tuìshāo zhēn.
116	(I will give you an injection in your shoulder.) Please put out your shoulder.	肩を出してください。	请露出肩膀。	Qǐng lòu chū jiānbǎng.
117	(I will give you an injection in your buttock.) Please put out your buttock.	お尻を出してください。	请露出臀部。	Qǐng lòu chū túnbù.
118	We're going to give you an enema.	浣腸をしましょう。	做灌肠。	Zuò guàncháng.

233

介護・看護の会話

Let me disinfect the wound.	傷口を消毒しましょう。	消毒一下伤口。	Xiāodú yīxià shāngkǒu.	119
Please take off your clothes. You may put them over there.	服を脱いでください。服はあそこに置いてください。	请脱下衣服。把衣服放在那儿。	Qǐng tuōxià yīfu. Bǎ yīfu fàng zài nàr.	120
Do I have to take off the necklace?	ネックレスも外さなくてはいけませんか。	项链也要摘下来吗?	Xiàngliàn yě yào zhāi xiàlái ma?	121
You need to take off your necklace for an examination.	ネックレスをしたまま検査をすることはできません。	你不能带着项链做检查。	Nǐ bù néng dàizhe xiàngliàn zuò jiǎnchá.	122
Your throat is red and swollen.	喉が赤くはれています。	咽喉红肿。	Yānhóu hóngzhǒng.	123
Your tonsils are swollen.	扁桃腺がはれています。	扁桃腺肿大。	Biǎntáoxiàn zhǒngdà.	12

234

125	Your lymph gland is slightly swollen.	リンパ腺が少し腫れています。	您的淋巴腺有点肿。	Nín de línbā xiàn yǒudiǎn zhǒng.
126	The wound has festered.	傷口が化膿しています。	伤口化脓了。	Shāngkǒu huànóng le.
127	Your elbow joint has been dislocated.	肘の関節が脱臼しています。	肘关节脱位了。	Zhǒu guānjié tuōwèi le.
128	You have a heart murmur.	心臓に雑音があります。	心脏有点儿杂音。	Xīnzàng yǒudiǎnr záyīn.
129	The tumor seems to be benign.	腫瘍は良性のようです。	我认为这肿瘤是良性的。	Wǒ rènwéi zhè zhǒngliú shì liángxìng de.
130	The result of examination is not good.	検査結果が余りよくありません。	检查结果不太好。	Jiǎnchá jiéguǒ bù tài hǎo.

介護・看護の会話

You should have an operation.	手術が必要です。	要动手术。	Yào dòng shǒushù.	131
You need to be hospitalized.	入院しなければなりません。	你需要住院。	Nǐ xūyào zhùyuàn.	132
Please use your crutches to walk with.	松葉杖を使ってください。	请用拐杖。	Qǐng yòng guǎizhàng.	133
You will have to wear a corset.	コルセットをしてください。	需要带整形矫正带。	Xūyào dài zhěngxíng jiǎozhèng dài.	134
Please do your rehabilitation exercises everyday.	リハビリをしてください。	要做康复锻炼。	Yào zuò kāngfù duànliàn.	135
Please take your medicine regularly.	薬をちゃんと飲んでください。	有规律地吃药。	Yǒu guīlǜ de chīyào.	13

236

病院・診察			
137	This medicine makes you sleepy and you shouldn't drive a car after taking it.	この薬を飲むと、眠気を催します。車を運転しては駄目です。	吃了这种药，你会发困的。不要开车。	Chī le zhè zhǒng yào, nǐ huì fākùn de. Bú yào kāichē.
138	You can take this medicine without worrying, because it has few side effects.	この薬は副作用の心配はありません。	不用担心这个药的副作用。	Bùyòng dānxīn zhège yào de fùzuòyòng.
139	Please take your medication for one week according to the instructions.	指示通り1週間飲んでください。	按指示内服一个星期。	Àn zhǐshì nèifú yīgè xīngqī.
140	Would you prefer an injection or medicine?	注射がいいですか、それとも薬を飲みたいですか。	你想打针还是想吃药?	Nǐ xiǎng dǎzhēn háishì xiǎng chī yào?
141	Please give me a prescription.	処方箋をください。	请给我药方。	Qǐng gěi wǒ yàofāng.
142	Your condition has greatly improved.	病状は以前よりずっと良くなりました。	你的病情比以前好多了。	Nǐ de bìngqíng bǐ yǐqián hǎoduō le.

237

介護・看護の会話

Can I be discharged?	私は退院してもよろしいでしょうか。	我可以出院吗?	Wǒ kěyǐ chūyuàn ma?	143
No, you can't. You need to remain in hospital for a while longer to ensure you are fully recovered.	だめです。あなたの病気を治すため、まだ入院しなければなりません。	不行。为了治好你的病,你还要住院。	Bùxíng. Wèile zhì hǎo nǐ de bìng, nǐ háiyào zhùyuàn.	144
Your bones have not fully healed yet.	骨折部分がまだ治っていません。	骨折部位还没有痊愈。	Gǔzhé bùwèi hái méiyǒu quányù.	145
The pain should ease soon.	だんだん痛みはひいてきますから、大丈夫です。	疼痛会逐渐缓和,所以不要紧的。	Téngtòng huì zhújiàn huǎnhé, suǒyǐ bùyàojǐn de.	146
It will swell up over the next 2 or 3 days. Usually it will reduce after that.	2、3日はれますが、だんだん元にもどります。	会肿胀两三天,然后会慢慢复原(恢复)。	Huì zhǒngzhàng liǎng- sān tiān, ránhòu huì mànman fùyuán(huīfù).	147
You must put up with the treatment.	我慢してください。	你要忍一下。	Nǐ yào rěn yīxià.	148

238

病院・診察

149	Your temperature has just returned to normal. Please take care of yourself.	熱が下がったばかりですので、お大事に。	你刚退烧，请多保重。	Nǐ gāng tuìshāo, qǐng duō bǎozhòng.
150	You will be able to come out of the hospital next week.	来週退院できます。	下星期可以出院了。	Xià xīngqī kěyǐ chūyuàn le.
151	Please take good care of yourself.	どうぞお大事になさってください。	请多多保重。	Qǐng duōduō bǎozhòng.
152	You helped me a lot.	お世話になりました。	给你们添麻烦了。	Gěi nǐmen tiān máfan le.
153	The patient's condition became critical.	危篤です。	陷入病危。	Xiànrù bìngwēi.
154	The patient is unable to receive visitors now.	今、患者さんは面会謝絶です。	现在患者谢绝探视。	Xiànzài huànzhě xièjué tànshì.

介護・看護の会話

Instructions on Examination	病院・指示の言葉	医院・指示语	Yīyuàn・zhǐshìyǔ	
Keep cool.	慌てないで。	别着急。	Bié zháojí.	155
Keep it up.	頑張って。	你要坚持。	Nǐ yào jiānchí.	156
Don't be nervous.	緊張しないで。	别紧张。	Bié jǐnzhāng.	157
Fine, all right.	結構です。	好的，可以的。	Hǎo de, kěyǐ de.	158
Don't be afraid.	怖がらないで。	不要害怕。	Bùyào hàipà.	159

240

病院・指示の言葉

160	Don't worry.	心配<ruby>しんぱい</ruby>しないで。	别担心。	Bié dānxīn.
161	Just be patient.	少し我慢して。	你要忍着点儿。	Nǐ yào rěnzhedianr.
162	Please put your strength.	力を入れて。	使劲儿。	Shǐjìnr.
163	Please relax.	リラックスしてください。	请放松。	Qǐng fàngsōng.
164	Please lie on your back.	仰向けに寝てください。	请朝天躺下，请平着躺下。	Qǐng cháotiān tǎngxià, Qǐng píngzhe tǎngxià.
165	Breathe.	息を吸って。	吸气。	Xīqì.

介護・看護の会話

Hold your breath.	息を止めて。	屏住呼吸。	Bǐngzhù hūxī.	166
Breathe out.	息を吐いて。	呼气，吐气。	Hūqì, Tǔqì.	167
Please sit down.	座ってください。	请坐下。	Qǐng zuòxià.	168
Please stand up.	立ってください。	请站起来。	Qǐng zhàn qǐlái.	169
Please show me your back.	後ろを向いてください。	请转过身。	Qǐng zhuànguò shēn.	170
Please roll up your sleeve.	腕を出してください。	把胳膊伸出来。	Bǎ gēbo shēn chūlai.	171

病院・指示の言葉

172	Please take this medicine.	この薬を飲んでください。	请把这个药服下去。	Qǐng bǎ zhè ge yào fú xiàqù.
173	Please pull up your undershirt so that I can examine your chest.	シャツを上げて胸を出してください。	请把衬衣提上去，露出胸部。	Qǐng bǎ chènyī tí shàng qù, lòuchū xiōngbù.
174	Please strip to the waist so that I can examine your bust.	上半身裸になってください。	请脱光衣服上半身裸体。	Qǐng tuōguāng yīfu shàngbànshēn luǒtǐ.
175	Please put on your clothes.	服を着てください。	请穿好衣服。	Qǐng chuānhǎo yīfu.
176	Please lie on your stomach.	腹ばいになってください。	请趴下。	Qǐng pāxià.
177	Please lie on your side.	横向きに寝てください。	请侧着身躺下。	Qǐng cèzhe shēn tǎngxià.

243

介護・看護の会話

Can you get up by yourself?	自分で起き上がれますか。	你自己能站起来吗?	Nǐ zìjǐ néng zhàn qǐlái ma?	178
Hospital・pharmacy	**病院・薬局**	**医院・药房**	**Yīyuàn・yàofáng**	
Two of your medicines are ready.	あなたに2種類のお薬がでています。	给你开了两种药。	Gěi nǐ kāile liǎngzhǒng yào.	179
How many times should I take this medicine?	薬は何回に分けて飲むのですか。	药分几次吃?	Yào fēn jǐ cì chī?	180
Please take two tablets after each meal, three times a day.	1日3回、1回2錠、食後に服用します。	一天三次，一次吃两片，饭后服用。	Yītiān sān cì, yīcì chī liǎng piàn, fànhòu fúyòng.	181
I have already taken two laxative tablets.	私は既に下剤を2錠飲みました。	我已经吃了两片泻药。	Wǒ yǐjīng chīle liǎng piàn xièyào.	182

病院・薬局

183	There are three kinds of capsules and tablets to take.	飲み薬は、カプセルと錠剤の３種類です。	口服药有胶囊和药片共三种。	Kǒufú yào yǒu jiāonáng hé yàopiàn gòng sān zhǒng.
184	When you feel pain, please take two tablets of these.	痛むとき、この錠剤を２個、飲んでください。	疼痛时，请服用这种药片两片。	Téngtòng shí, qǐng fúyòng zhè zhǒng yàopiàn liǎng piàn.
185	When you feel itchy, please take two tablets of these.	痒いとき、この錠剤を２個、飲んでください。	发痒时，请服用这种药片两片。	Fāyǎng shí, qǐng fúyòng zhè zhǒng yàopiàn liǎng piàn.
186	When you feel pressure in the chest, please take one tablet of these.	胸が苦しいとき、この錠剤を１個、飲んでください。	当胸闷时，请服用这种药片一片。	Dāng xiōng mèn shí, qǐng fúyòng zhè zhǒng yàopiàn yī piàn.
187	If it is hard to sleep, please take one tablet of these.	眠れないとき、この錠剤を１個、飲んでください。	睡不着时，请服用这种药片一片。	Shuì bùzháo shí, qǐng fúyòng zhè zhǒng yàopiàn yī piàn.
188	When your temperature is over 38.5℃, please take one of these tablets.	熱が 38.5℃ 以上あるとき、この錠剤を１個、飲んでください。	当体温超过38.5℃时，请服用这种药片一片。	Dāng tǐwēn chāoguò 38.5 dù shí, qǐng fúyòng zhè zhǒng yàopiàn yī piàn.

245

介護・看護の会話

Please keep the medicine in a refrigerator.	薬は冷蔵庫で保管してください。	药需要放在冰箱里保存。	Yào xūyào fàng zài bīngxiāng li bǎocún.	189
This is enough medicine for six days.	6日分の薬です。	这是六天用的药。	Zhè shì liù tiān yòng de yào.	190
Please dissolve it with hot water and drink.	熱いお湯で溶かして飲んでください。	用热水溶化后服用。	Yòng rèshuǐ rónghuà hòu fúyòng.	191
This is an undiluted solution. Please dilute this three times before you drink it.	これは原液ですので、3倍に薄めて使ってください。	这是原液，请稀释三倍后使用。	Zhè shì yuányè, qǐng xīshì sān bèi hòu shǐyòng.	192
Please take one scale portion of medicine one time.	1回、1目盛りずつ飲んでください。	一次服一个刻度。	Yīcì fú yī ge kèdù.	193
Please take three times a day after meals（before meals）.	1日3回、食後（食前）に飲んでください。	一日三次，饭后（饭前）服用。	Yī rì sāncì, fànhòu（fànqián）fúyòng.	194

病院・薬局

195	Please take three tablets after every dinner.	毎夕食後3錠ずつ飲んでください。	每天晚饭后，服用三片。	Měitiān wǎnfàn hòu, fúyòng sān piàn.
196	Please take two tablets after breakfast and after dinner.	朝食と夕食後に2錠ずつ飲んでください。	每天早饭和晚饭后，服用两片。	Měitiān zǎofàn hé wǎnfàn hòu, fúyòng liǎng piàn.
197	Please take two tablets before you go to bed.	寝る前に2錠飲んでください。	在睡前，服用两片。	Zài shuì qián, fúyòng liǎng piàn.
198	Please take one tablet every six hours.	6時間おきに1錠ずつ飲んでください。	每隔六个小时，服用一片。	Měi gé liù gè xiǎoshí, fúyòng yīpiàn.
199	Is this medicine effective against flu?	この薬はインフルエンザに効きますか。	这种药可以治流感吗?	Zhè zhǒng yào kěyǐ zhì liúgǎn ma?
200	Have you ever taken this medicine?	この薬を飲んだことがありますか。	你吃过这种药吗?	Nǐ chīguo zhè zhǒng yào ma?

247

介護・看護の会話

I have never taken. Are there any instructions?	飲んだことがありません。何か注意しなければいけませんか。	没吃过。要注意什么？	Méi chīguò. Yào zhùyì shénme?	201
This is a suppository. It is inserted into your anus.	これは坐薬です。肛門から入れてください。	这是肛门栓剂，请放入肛门。	Zhè shì gāngmén shuānjì, qǐng fàngrù gāngmén.	202
Please read the directions carefully.	使用方法をよく読んでください。	请详细阅读使用方法。	Qǐng xiángxì yuèdú shǐyòng fāngfǎ.	203
As this medication may affect your stomach, please also take a stomach medicine.	胃に負担がかかることがありますので、胃薬も一緒に飲んでください。	有时会增加胃的负担，请和胃药一起服用。	Yǒushí huì zēngjiā wèi de fùdān, qǐng hé wèiyào yīqǐ fúyòng	204
The colour of your urine will change but there is no need to be concerned.	尿の色が変わりますが、心配ありません。	尿的颜色会发生变化，但不要担心。	Niào de yánsè huì fāshēng biànhuà, dàn bùyào dānxīn.	205
The colour of your stools will change but there is no need to be concerned.	便の色が変わりますが、心配ありません。	大便的颜色会发生变化，但不用担心。	Dàbiàn de yánsè huì fāshēng biànhuà, dàn bùyòng dānxīn.	206

			介護
207	This medicine makes you sleepy so you should avoid driving or dangerous work after taking it.	この薬は眠くなりますので、車の運転や危険な作業は避けてください。	这种药会引起睡意，请不要开车或做危险的工作。	Zhè zhǒng yào huì yǐnqǐ shuìyì, qǐng bùyào kāichē huò zuò wēixiǎn de gōngzuò.
208	Please apply medicine to painful areas.	この軟膏は、痛むところに塗ってください。	请把这种软膏涂在疼痛的部位。	Qǐng bǎ zhè zhǒng ruǎngāo tú zài téngtòng de bùwèi.
	Care	介護	护理	Hùlǐ
209	Good morning.	おはようございます。	早上好。	Zǎoshang hǎo.
210	Did you sleep well?	よく眠れましたか？	您睡得好吗?	Nín shuì de hǎo ma?
211	I'll be taking care of you again today.	今日もよろしくお願いします。	今天我来照顾您，好吗。	Jīntiān wǒ lái zhàogù nín, hǎo ma.

介護・看護の会話

It is good day today, isn't it?	今日はいいお天気ですね。	今天天气真好！	Jīntiān tiānqì zhēn hǎo!	212
I will open the curtains for you.	カーテンを開けさせていただきます。	我要打开窗帘了。	Wǒ yào dǎkāi chuānglián le.	213
How are you feeling?	お身体の具合はいかがですか？	您的身体情况怎么样？	Nín de shēntǐ qíngkuàng zěnmeyàng?	214
How do you feel?	ご気分はいかがですか？	您的身体感觉怎么样？	Nín de shēntǐ gǎnjué zěnmeyàng?	215
I'll come back later.	またあとで来ますね。	我一会儿再回来。	Wǒ yīhuǐr zài huílái.	216
It's about time to go to sleep.	そろそろ寝る時間ですね。	该睡觉了。	Gāi shuìjiào le.	217

介護

218	See you again tomorrow.	じゃあ、また明日。	（那么）明天见。	（Nàme）míngtiān jiàn.
219	Good night.	おやすみなさい。	晚安。	Wǎn'ān.
220	I am sorry.	すみません。	对不起，不好意思。	Duìbùqǐ, bù hǎo yìsi.
221	I am sorry. I apologize to you.	申し訳ありません。	非常抱歉。	Fēicháng bàoqiàn.
222	I will be careful next time.	これから気をつけます。	今后我会注意的。	Jīnhòu wǒ huì zhùyì de.
223	I am sorry that I didn't realize.	気づかなくてすみません。	对不起，我没有注意到。	Duìbùqǐ, wǒ méiyǒu zhùyì dào.

251

介護・看護の会話

Thank you for your concern.	お気づかいありがとうございます。	谢谢您的关心。	Xièxie nín de guānxīn.	224
If you feel pain, please tell me soon.	もし、痛むようならすぐお知らせください。	如果感到疼痛的话，请通知我。	Rúguǒ gǎndào téngtòng de huà, qǐng tōngzhī wǒ.	225
Do not work too hard.	無理しないでください。	请不要勉强。	Qǐng bùyào miǎnqiǎng.	226
Hang in there!	頑張ってください。	请您努力，早日康复。	Qǐng nín nǔlì, zǎorì kāngfù.	227
Please cheer up. You are doing well. Let's work together.	元気を出して一緒にがんばりましょう。	打起精神，让我们一起努力吧！	Dǎ qǐ jīngshén, ràng wǒmen yīqǐ nǔlì ba!	228
I will try my best.	できるだけのことは致します。	我会尽力的。	Wǒ huì jìnlì de.	22

230	Good job, take care.	お疲れ様です。	辛苦您了。	Xīnkǔ nín le.
231	Let's sit down, to ensure you don't fall.	転ぶといけませんので椅子におすわりください。	请您坐在椅子上，以防摔倒。	Qǐng nín zuò zài yǐzi shang, yǐ fáng shuāidǎo.
232	I can help you with the things you can't do.	できないところは、お手伝いします。	如果您不方便的时候，我来帮您。	Rúguǒ nín bù fāngbiàn de shíhou, wǒ lái bāng nín.
233	If you are feeling better, and you are not sleepy, I will take you to the toilet.	よろしければ起きてトイレにいらっしゃいませんか？	您要起来上个厕所吗?	Nín yào qǐlái shàng ge cèsuǒ ma?
234	Please hold on to the hand rail.	手すりにしっかりつかまってください。	请您握紧扶手。	Qǐng nín wò jǐn fúshǒu.
235	Well, sit down, please.	お座りください。	请坐。	Qǐng zuò.

介護・看護の会話

I will wait for you outside.	外でお待ちしております。	我在外面等着。	Wǒ zài wàimian děngzhe.	236
Take your time. Please go slowly.	ゆっくりとどうぞ。	请慢慢来。	Qǐng mànman lái.	237
When you are finished, please push the button to let me know.	お済みになりましたら、ボタンを押してお知らせください。	结束后，请按按钮通知我。	Jiéshù hòu, qǐng àn ànniǔ tōngzhī wǒ.	238
Could you stand up?	立ちあがっていただけますか？	您能站起来吗?	Nín néng zhàn qǐlái ma?	239
You are walking well.	うまく歩けるようになりましたね。	您现在走得很好。	Nín xiànzài zǒu dé hěn hǎo.	240
It will take a bit to reach the seat.	席までもう少しです。	还有一点儿就到座位了。（再坚持一会儿就能坐下了）	Hái yǒu yīdiǎnr jiù dào zuòwèi le. (Zài jiānchí yīhuǐr jiù néng zuò xià le)	24

介護

242	Please be careful not to fall down.	転ばないように注意してください。	要小心，慢点儿，不要摔倒。	Yào xiǎoxīn, màndiǎnr, bùyào shuāidǎo.
243	I am concerned that you may fall, so please take it easy and don't work hard.	転ぶと心配ですからむりしないでください。	我担心您会跌倒，所以请不要勉强。	Wǒ dānxīn nín huì diédǎo, suǒyǐ qǐng bùyào miǎnqiǎng.
244	Please use your stick to steady you so that you don't fall.	杖をおいたまま移動すると危ないですよ。	走动时不拄手杖是很危险的。	Zǒudòng shí bù zhǔ shǒuzhàng shì hěn wēixiǎn de.
245	Could you hold this stick?	この杖をお持ちくださいますか？	能请您用这根手杖吗?	Néng qǐng nín yòng zhè gēn shǒuzhàng ma?
246	Could you stop here?	ここで一度立ち止まってくださいますか。	请在这里停一下。	Qǐng zài zhèlǐ tíng yīxià.
247	Do your legs hurt?	足に痛みがありますか？	脚疼吗?	Jiǎo téng ma?

介護・看護の会話

Do you feel numbness?	痺れが出ていますか？	感觉发麻吗？	Gǎnjué fāmá ma?	248
I am worried that you may have twisted your lower back.	腰をひねっていないか心配です。	我担心您的腰扭了没有。	Wǒ dānxīn nín de yāo niǔle méiyǒu.	249
Your body is bent forward.	からだが前かがみ気味です。	您的身体稍微前倾，有点驼背。	Nín de shēntǐ shāowēi qiánqīng, yǒudiǎn tuóbēi.	250
Please stretch your back.	背中を伸ばしてみてください。	请您把腰伸直背。	Qǐng nín bǎ yāo shēnzhí.	251
You are good at stretching your back.	背中の伸ばし方がお上手ですね。	您腰伸得非常好。	Nín yāo shēnde fēicháng hǎo.	252
Please take a wheelchair.	車イスに乗ってください。	请坐在轮椅上。	Qǐng zuò zài lúnyǐ shang.	253

介護

254	Is the water too hot?	お湯は熱くありませんか？	水是不是太热了？	Shuǐ shì bùshi tài rè le?
255	How are you feeling?	具合はいかがですか？	您感觉身体状况怎么样？	Nín gǎnjué shēntǐ zhuàngkuàng zěnmeyàng?
256	When you take a bath, it seems that the pain in your hands and legs eases.	お風呂に入ると手足の痛みが和らぐようですね。	泡澡 好像能缓和手脚疼。	Pàozǎo hǎoxiàng néng huǎnhé shǒujiǎoténg.
257	Please pull out your arm carefully.	ゆっくり腕を抜いてください。	请慢慢把胳膊露出来。	Qǐng mànman de bǎ gēbó lòu chūlái.
258	Shall we go to the dining room?	食堂へ行きましょう。	我们去食堂吧。	Wǒmen qù shítáng ba.
259	Have you finished?	（食後に食器を）もうお下げしましょうか。	您吃好了吗？可以把餐具撤了吗？	Nín chī hǎo le ma? Kěyǐ bǎ cānjù chè le ma?

257

3．人体各部の図・診療科一覧　Illustrations : Parts of the Body・Medical Departments　人体各部图・各医疗部门

人体各部　Parts of body　人体各部　réntǐ gèbù

	英語	日本語	中国語	発音	中国語（話し言葉）	発音
1	head	頭（あたま）	头	tóu	脑袋	nǎodài
2	hair	髪（かみ）	头发	tóufà		
3	eye	目（め）	眼睛	yǎnjīng		
4	face	顔（かお）	脸	liǎn		
5	ear	耳（みみ）	耳朵	ěrduo	耳朵	ěrduo
6	nose	鼻（はな）	鼻子	bízi	鼻子	bízi
7	mouth	口（くち）	嘴	zuǐ	嘴巴	zuǐba
8	neck	首（くび）	脖子	bózi	脖子	bózi
9	shoulder	肩（かた）	肩	jiān	肩膀	jiānbǎng
10	armpit	脇の下（わきのした）	腋窝	yèwō	胳肢窝	gēzhīwō
11	chest	胸（むね）	胸	xiōng		
12	breast	乳房（にゅうぼう）	乳房	rǔfáng	奶	nǎi
13	arm	腕（うで）	手臂	shǒubì	胳膊	gēbo
14	wrist	手首（てくび）	手腕	shǒuwàn	胳膊腕子	gēbo wànzi
15	right hand	右手（みぎて）	右手	yòushǒu		

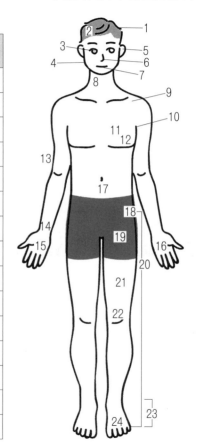

258

人体各部の図・診療科一覧

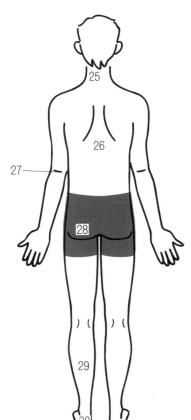

	英語	日本語	中国語	発音	中国語(話し言葉)	発音
16	left hand	左手(ひだりて)	左手	zuǒshǒu		
17	tummy, stomach	おなか・腹(はら)	腹部	fùbù	肚子	dùzi
18	waist	腰(こし)	腰	yāo		
19	groin	鼠径部(そけいぶ)	腹股沟部	fùgǔgōubù		
20	leg	脚(あし)(下肢(かし))	腿(下肢)	tuǐ（xiàzhī）		
21	thigh, upper leg	太(ふと)もも	大腿	dàtuǐ		
22	knee	膝(ひざ)	膝盖	xīgài		
23	foot	足(あし)(足首(あしくび)より下(した))	脚	jiǎo		
24	instep	足(あし)の甲(こう)	脚背	jiǎobèi		
25	nape	うなじ(後頸部(こうけいぶ))	脖颈	bógěng		
26	back	背中(せなか)	背	bèi		
27	elbow	肘(ひじ)	肘	zhōu	胳膊肘儿	gēbozhǒur
28	bottom	お尻(しり)	臀部	túnbù	屁股	pìgu
29	calf	ふくらはぎ	腓	féi	腿肚子, 小腿肚	tuǐdùzi, xiǎotuǐdù
30	heel	かかと	脚跟	jiǎogēn		

259

臓器　The Internal Organs　内脏　nèizàng

	英語	日本語	中国語	発音
1	brain	脳(のう)	脑部	nǎobù
2	cerebrum	大脳(だいのう)	大脑	dànǎo
3	mesencephalon	中脳(ちゅうのう)	中脑	zhōngnǎo
4	cerebellum	小脳(しょうのう)	小脑	xiǎonǎo
5	trachea	気管(きかん)	气管	qìguǎn
6	lung	肺(はい)	肺	fèi
7	heart	心臓(しんぞう)	心脏	xīnzàng
8	esophagus	食道(しょくどう)	食道	shídào
9	liver	肝臓(かんぞう)	肝	gān
10	stomach	胃(い)	胃	wèi
11	gallbladder	胆嚢(たんのう)	胆嚢	dǎnnáng
12	pancreas	pancreas	膵臓(すいぞう)	胰	yí
13	small intestine	小腸(しょうちょう)	小肠	xiǎocháng
14	large intestine	大腸(だいちょう)	大肠	dàcháng
15	cecum	盲腸(もうちょう)	阑尾	lánwěi
16	rectum	直腸(ちょくちょう)	直肠	zhícháng

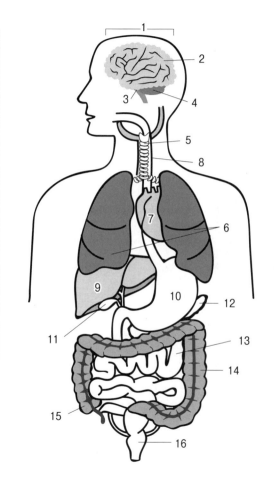

人体各部の図・診療科一覧

顔　Face　脸　liǎn

	英語	日本語	中国語	発音	中国語 （話し言葉）	発音
1	head	あたま 頭	头，头部	tóu, tóubù	脑袋	nǎodai
2	hair	とうはつ 頭髪	头发	tóufa		
3	forehead	ひたい 額	额头	étóu	脑门子	nǎoménzi
4	ear	みみ 耳	耳朵	ěrduo		
5	cheek	ほお 頬	脸颊，面颊	liǎnjiá, miànjiá	腮帮子	sāibāngzi
6	nose	はな 鼻	鼻子	bízi		
7	mouth	くち 口	嘴	zuǐ	嘴巴	zuǐba
8	neck	くび 首	脖子	bózi		
9	nostrils	はな　あな 鼻の孔	鼻孔	bíkǒng		
10	jaw, chin	あご	下颌	xiàhé	下巴	xiàba

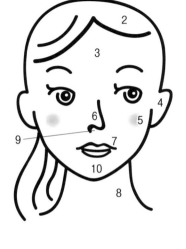

目　Eye　眼睛　yǎnjing

	英語	日本語	中国語	発音
1	eyebrow	まゆげ 眉毛	眉毛	méimáo
2	eyelids	まぶた	眼皮，眼睑	yǎnpí, yǎnjiǎn
3	eyelashes	まつげ	眼睫毛	yǎnjiémáo
4	pupil	ひとみ 瞳	瞳孔，眼眸	tóngkǒng, yǎn móu
5	eyeball	がんきゅう 眼球	眼珠	yǎnzhū

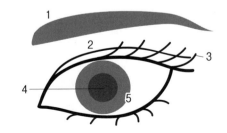

指　Finger　手指　shǒuzhǐ

	英語	日本語	中国語	発音
1	thumb	親指（おやゆび）	大拇指	dàmǔzhǐ
2	index finger	人差し指（ひとさしゆび）	食指	shízhǐ
3	middle finger	中指（なかゆび）	中指	zhōngzhǐ
4	ring finger	薬指（くすりゆび）	无名指	wúmíngzhǐ
5	little finger	小指（こゆび）	小拇指	xiǎomǔzhǐ
6	palm	手のひら（て）	手掌	shǒuzhǎng
7	back of the hand	手の甲	手背	shǒubèi

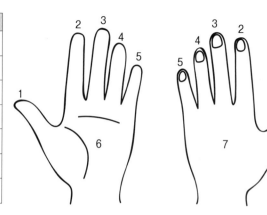

足　Foot　脚　jiǎo

	英語	日本語	中国語	発音
1	foot	足(足首より下)（あしあしくびした）	脚	jiǎo
2	toe nail	足の爪（あしつめ）	脚趾甲	jiǎozhǐjia
3	toe	足の指（あしゆび）	脚趾	jiǎozhǐ
4	instep	足の甲（あしこう）	脚背,脚面	jiǎoibèi, jiǎomiàn
5	ankle	足首（あしくび）	脚脖子	jiǎobózi
6	sole	足の裏（あしうら）	脚掌,足底	jiǎozhǎng, zúdǐ
7	heel	踵（かかと）	脚跟,脚后跟	jiǎogēn, jiǎohòugēn
8	ankle	くるぶし	踝, 脚踝	huái, jiǎohuái

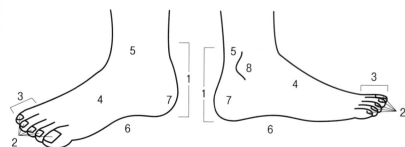

診療科一覧　Medical Departments　各医疗部门

Department	診療科 (しんりょうか)	医院科室	yīyuàn kēshì
Internal medicine	内科 (ないか)	内科	nèikē
Cardiology	循環器内科 (じゅんかんきないか)	循环器官内科	xúnhuán qìguān nèikē
Respiratory medicine	呼吸器内科 (こきゅうきないか)	呼吸器官内科	hūxī qìguān nèikē
Gastroenterology	消化器内科 (しょうかきないか)	消化器官内科	xiāohuà qìguān nèikē
Psychosomatic medicine	心療内科 (しんりょうないか)	精神内科	jīngshén nèikē
Surgery, external medicine	外科 (げか)	外科	wàikē
Cardiac surgery	心臓外科 (しんぞうげか)	心脏外科	xīnzàng wàikē
Thoracic surgery	呼吸器外科 (こきゅうきげか)	呼吸器官外科	hūxī qìguān wàikē
Neurological surgery	脳神経外科 (のうしんけいげか)	脑神经外科	nǎo shénjīng wàikē
Orthopedic surgery	整形外科 (せいけいげか)	骨外科	gǔ wàikē
Pediatric medicine	小児科 (しょうにか)	小儿科	xiǎoérkē
Gynecology	婦人科 (ふじんか)	妇科	fùkē
Obstetrics and Gynecology	産婦人科 (さんふじんか)	产科	chǎnkē
Ophthalmology	眼科 (がんか)	眼科	yǎnkē
Ear, nose and throat (ENT), Otorhinolaryngology	耳鼻咽喉科 (じびいんこうか)	耳鼻喉科	ěrbíhóukē
Dermatology	皮膚科 (ひふか)	皮肤科	pífūkē
Dentistry	歯科 (しか)	牙科	yákē
Urology	泌尿器科 (ひにょうきか)	泌尿科	mìniàokē

4．介護・看護の用語の索引 Care, Nursing Terminology Index 护理・看护用语的索引

中国語索引 Chinese Index 中文索引

凡例
・中国語索引は、ピンインのアルファベット順に掲載した。
・各項はピンイン、簡体字、頁数・通し番号の順で記載した。

凡例
・汉语索引是按拼音的字母顺序排列。
・各项，按拼音、简体字、页数、序号的顺序记载。

Explanatory Note
・Each term entry in Chinese index is arranged alphabetically, and mentioned in the following: Chinese Pinyin, simplified Chinese character, page number, and serial number.

A

ā'ěrcí hǎimòbìng 阿尔茨海默病·········9 79
ái 癌··········40 377
ài 爱··········2 4・5
ǎi 矮··········106 1031
ài shuōhuà 爱说话··········121 1181
àihào 爱好··········101 979
àiqì 嗳气··········2 3・62 597
àiqíng 爱情··········2 4
áizhèng 癌症··········40 377
àizībìng 艾滋病··········22 205
Ākǎbōtáng piàn 阿卡波糖片··········3 12
àn 按··········27 247
ān jiǎyá 安假牙··········17 156
āngzāng 肮脏··········47 445

ānjī pútáotáng 氨基葡萄糖··········57 544
ānjī suān 氨基酸··········8 69
ānlè 安乐··········205 1999
ànmó 按摩··········11 90・186 1814
ānníng zhàogù 安宁照顾··········182 1772
ānpíng 安瓶··········10 88
ànshì 暗室··········10 84
ānxīn 安心··········10 85・182 1780
àohuǐ 懊悔··········56 534
Āsībǎigé zōnghézhèng 阿斯伯格综合症
··········5 37
āsīpǐlín 阿司匹林··········5 36
ātì 阿嚏··········160 1555
ātì de zhídǎ pēntì 阿嚏地直打喷嚏
··········160 1555

B

B chāo B超··········23 212・127 1239
bāchéngbǎo 八成饱··········164 1603
bàiāsī pǐlín 拜阿司匹林··········157 1528
báidài 白带··········30 284
báidànbái 白蛋白··········10 80
báifán 白矾··········191 1864
báihóu 白喉··········84 811
báinèizhàng 白内障··········160 1556
bǎirìké 百日咳··········170 1658
Báisàishì zōnghézhēng 白塞氏综合征
··········177 1725
bàitángpíng 拜糖平··········3 12
báixìbāo 白细胞··········161 1571
báixuèbìng 白血病··········161 1572

báixuèqiú 白血球 ·················161 1571
bàixuèzhèng 败血症 ·············157 1534
báiyǎn 白眼 ···················94 914
bāla 疤瘌 ····················46 439
bàn 绊 ·····················131 1274
bàndǎo 绊倒 ··················131 1274
bāngmáng 帮忙 ················27 255
bànguīguǎn 半规管 ·············76 731
bāngzhù 帮助 ·················27 255
bànjiǎo 绊脚 ··················5 31
bānkuài 斑块 ·······78 758・175 1709
bànmóxìng xīnzàngbìng 瓣膜性心脏病
·····················97 947
bànyuèbǎn 半月板 ·············165 1610
bānzhěn 斑疹 ·················37 352
bǎohé zhīfángsuān 饱和脂肪酸·····180 1759
bǎojiànpǐn 保健品 ··············75 720
bǎomì 保密 ···················142 1381
bāozā 包扎 ···················180 1756
Bāsàidùshìbìng 巴塞杜氏病 ·······161 1567
báyá 拔牙 ···················161 1574
bèi 背 ·····················108 1056
bèi dòngwùyǎole 被动物咬了·······138 1342
bèi gǎndòng 被感动 ·············184 1793
bēiāi 悲哀 ·············36 343・344
bèibùtuó 背部驼·····24 223・109 1058
bèicān 钡餐·······16 141・165 1605
bèiduìzhe(zhèbiān) 背对着(这边)···19 176
bèiquèdí zhènghòuqún 贝却敌症候群
·····················177 1725

bèirù 被褥 ···················174 1702
bèirù gānzàojī 被褥干燥机 ·······175 1703
bēishāng 悲伤 ·········36 343・344
bèitālèkè 倍他乐克 ·············177 1726
bèizhe 背着 ··················19 176
bēngdài 绷带 ·················180 1755
bí bìngdú 鼻病毒 ··············205 1998
biàn 便 ····················178 1740
biànmì 便秘 ··················179 1747
biǎntáotǐyán 扁桃体炎 ··········179 1746
biǎntáoxiàn 扁桃腺 ·············179 1745
biǎntáoxiànyán 扁桃腺炎 ········179 1746
biànxiéshì mǎtǒng 便携式马桶······181 1761
biǎoqíngjī 表情肌 ·············171 1665
bíchúngōu 鼻唇沟 ·············180 1758
bíchūxuè 鼻出血 ··············163 1586
bídòuyán 鼻窦炎 ······124 1208・173 1684
biēdehuāng 憋得慌 ············45 425
bièniǔ 别扭 ··················166 1620
biēqì 憋气 ···················47 452
bíjiān 鼻尖 ··················163 1588
bíkǒng 鼻孔 ··················163 1589
bíliáng 鼻梁 ··················162 1584
bíliángzi 鼻梁子 ··············163 1590
bìmén bùchū 闭门不出 ··········139 1355
bìngdǎo 病倒 ·················119 1156
bìngdú 病毒 ··················19 168
bìngfáng 病房 ················170 1663
bìnghàofú 病号服 ·············145 1414
bìnglìbiǎo 病历表 ··············39 372

bìnglìkǎ 病历卡 ···············39 372
bìngqíng wēijí 病情危急 ·········86 834
bìngrén 病人 ·················42 396
bìngshì 病势 ·················203 1975
bìngshǐ 病史 ·················44 420
bìngwēi 病危 ·················86 834
bǐngxíng gānyán 丙型肝炎 ·······76 735
bìngzhuàng 病状 ··············203 1975
bìnjiǎo 鬓角 ·················198 1935
bínǜ 鼻衄 ···················163 1586
bíqiāng 鼻腔 ·················166 1622
bísè 鼻塞 ·········162 1583・163 1585
bìshàng yǎnjīng 闭上眼睛 ·······196 1914
bítì 鼻涕 ···················163 1591
bíxiě 鼻血 ···················163 1586
bíyán 鼻炎 ··················166 1618
bìyǎn 闭眼 ··················196 1914
bìyùntào 避孕套 ··············72 694
bìzhǒu 臂肘 ·················167 1633
bízi 鼻子 ···················162 1582
bìzi 箅子 ····················103 1005
bízi bùtōngqì 鼻子不通气 ·······163 1585
BMI zhǐshù BMI 指数 ··········170 1655
bógěng 脖颈 ·················55 531
bógěngr 脖颈儿 ···············21 195
bógěngr 脖梗儿 ···············21 195
bōlítǐ 玻璃体 ·········38 361・89 866
bōlítǐ húnzhuó 玻璃体浑浊 ·······89 867
bōniàosuān 玻尿酸 ············166 1616
bórán dànù 勃然大怒 ···········191 1867

bózi——chóu

bózi 脖子 …………………………55 530
bù gāoxìng 不高兴 ……46 436・193 1880
bù guānghuá 不光滑 ………………75 726
bù liúshén 不留神 …………………20 185
bù nàifán 不耐烦 …………………17 150
bù shūfu 不舒服…………………48 457
bù xǐhuān 不喜欢 …………………16 148
bù zhùyì 不注意 …………………20 185
bù'ān 不安 ……………………172 1677
bù'āndìng 不安定………………172 1677
bùbǎohé zhīfángsuān 不饱和脂肪酸
………………………………175 1705
bùlǚ pánshān 步履蹒跚………204 1991
bùshūfu 不舒服………………48 459
bùxíng 步行 ……………………181 1767
bùxíng bùwěn 步行不稳 ………182 1771
bùxíng hùlǐ 步行护理 …………181 1768
bǔyá 补牙 ………………………131 1281
bùyùnzhèng 不孕症 …………175 1704
bùzhì zhī zhèng 不治之症 ……173 1687

C
cā 擦 ……………………………149 1448
cā shēnzi 擦身子 …………………39 368
cāgān shēntǐ 擦干身体 …………39 368
cǎixiě 采血………………………72 698
cāliàng 擦亮 ……………………188 1836
cánjírén 残疾人 …………………88 853
cǎoběn jīnghuá 草本精华 ……157 1525
cáoyá 槽牙 ……………………26 239

cáoyá zhèntòng 槽牙阵痛 ………26 240
cāpò 擦破 ……………104 1013・1014
cāshāng 擦伤 ……104 1014・168 1638
cāshì 擦拭 ……………………105 1020
cāyào 擦药 ……………………148 1447
cè shìlì 测视力 …………………94 910
cè tǐwēn 测体温 ………………116 1132
cèfùbù 侧腹部 …………………211 2053
cèngpò 蹭破 …………………104 1013
cètǎng 侧躺 …………………204 1987
cháfáng 查房 …………………32 298
chāixiàn 拆线 …………………161 1573
chǎn rù rè 产褥热 ………………75 728
chàndǒu 颤抖 …………………176 1717
cháng 尝 ………………………5 35
cháng 肠 ………………………127 1236
cháng jiéhé 肠结核 …………127 1242
chángde 长的 …………………142 1384
chánggěngzǔ 肠梗阻 …………128 1249
chángniánxìng jíbìng 常年性疾病 187 1827
chángqī zhàogù 长期照顾 ……127 1241
chángshòu 长寿 ………………142 1385
chángwèi 肠胃 …………………15 134
chángwèikē 肠胃科 ……………15 135
chángwèiyào 肠胃药 ……………15 136
chángyán 肠炎 ………127 1237・1240
chángzhào 长照 ………………127 1241
cháo 朝 …………………………192 1870
chāoshēngbō 超声波 …………127 1238
chāoshēngbō jiǎnchá 超声波检查

…………………………23 212・127 1239
cháotiān 朝天 ……………………2 8
cháoxiàng 朝向 …………………192 1869
chéngshí 诚实 …………………89 865
chéngyǐnxìng zhèngzhuàng 成瘾性症状
………………………………52 497
chènshān 衬衫 …………………85 823
chénzhuó 沉着 …………………27 250
chī 吃 …………………………121 1180
chī guòduō 吃过多 ……………121 1179
chīdāi 痴呆 ……………………125 1217
chīdāizhèng 痴呆症 …………148 1444
chīdeshǎo 吃得少 ………………90 869
chǐgǔ 尺骨 ………………………85 825
chǐgǔ 耻骨 ……………………124 1210
chǐgǔ yīngzuǐ 尺骨鹰嘴 ………126 1233
chījīng 吃惊 ………………………3 16・
28 259・162 1579・166 1623・168 1639
chīnì 吃腻 ……………………121 1178
chǐtòng 齿痛 …………81 788・158 1537
chīyàn 吃厌 …………………121 1178
chīyào 吃药 ……………………54 515
chōng féizào 冲肥皂 …………108 1052
chōngbí 冲鼻 …………………132 1286
chōngdiào féizào 冲掉肥皂 ……108 1052
chōngjī bō 冲击波 ………………89 861
chōngtiánwù 充填物 …………131 1280
chóngyá 虫牙 …………………192 1875
chòu 臭 …………………………53 509
chóuchú 踌躇 …………………121 1184

chōu——dānx

chōufēng 抽风·······166 1621
chōujīn 抽筋········58 560・101 982
chóumèn 愁闷·······45 428
chū ěrnóng 出耳脓······190 1856
chū yùchí 出浴池······203 1982
chū yùgāng 出浴缸·····203 1982
chū zhěnzi 出疹子····162 1577・182 1779
chuān(wàzi, xié) 穿(袜子，鞋)····159 1552
chuān(yīfu) 穿(衣服)····51 489
chuāncì 穿刺·······110 1069
chuáng 床·········177 1727
chuāngjiā 疮痂······34 321
chuàngkětiē 创可贴·····165 1612
chuāngshāng 创伤·····46 438
chuángyù 床浴······105 1020
chuānkǒng 穿孔······110 1067
chuǎnmíng 喘鸣·····112 1088
chuǎnqì 喘气······12 104
chuánrǎn bìngyuàn 传染病院···135 1313
chuánrǎnbìng 传染病····135 1312
chuǎnxī fāzuò 喘息发作····111 1078
chuānyī 穿衣·······125 1218
chūhàn 出汗·······6 41
chuígǔ 锤骨·······130 1270
chuítóu sàngqì 垂头丧气····36 338
chǔlǐ shāngkǒu 处理伤口····46 441
chúnpǔ 淳朴·······103 1003
chūnyào 春药······170 1657
chuōshāng 戳伤·····130 1268
chūsède 出色的·····101 980

chūxiě 出血········87 845
chūyuàn 出院······116 1127
chūzhěn 出诊·····25 229・230
chūzhěn 初诊·······92 897
cíjīsù 雌激素······23 214
cìshāng 刺伤······74 715
cìtòng 刺痛······96 937・124 1207
cìtòng(yóu yètǐ huò qìtǐ qiángliè cìjī shénjīng dǎozhì) 刺痛(由液体或气体强烈刺激神经导致的)·······84 815
cìtòng bān de téngtòng 刺痛般的疼痛·······51 487
cìyǎn 刺眼······124 1204・186 1818
cūcāo 粗糙·······75 726
cuì 脆·········73 708
cūn 皴·········169 1648
cúnhuóqī 存活期·····204 1992

D

dǎ 打·········20 181
dǎ diǎndī 打点滴·····135 1314
dǎ féizào 打肥皂·····108 1051
dǎ hánzhàn 打寒颤·····189 1846
dǎ hāqian 打哈欠······3 18
dǎ hūlu 打呼噜······16 144
dǎ máyào 打麻药·····185 1807
dǎ pēntì 打喷嚏······53 512
dàbiàn 大便······178 1741
dàcháng 大肠······117 1144
dàcháng xīròu 大肠息肉····118 1146

dàcháng'ái 大肠癌······118 1145
dàchī- yījīng 大吃一惊····138 1347
dáfēi 达菲·······121 1183
dǎgér 打嗝儿····62 597・598・85 824
dǎhuá 打滑·······104 1008
dài 带·········170 1656
dàifu 大夫······13 114・14 121
dàihuán 带环······169 1646
dàilái 带来·······198 1931
dāizhì 呆滞·······13 117
dàizhuàng pàozhěn 带状疱疹····117 1140
dàizi 带子·······170 1656
dǎjī 打击·······93 899
dàjiǎozhǐ 大脚趾·····30 279
dǎkāi(ménchuāng děng) 打开(门窗等)·······3 19
dàmǔzhǐ 大拇指·····30 280
dànǎo 大脑·······118 1150
dànǎoxìng mábì 大脑性麻痹····153 1489
dànbáizhì 蛋白质·····123 1199
dǎnguǎn 胆管······122 1192
dǎngùchún 胆固醇·····71 685
dānjià 担架·······122 1189
dǎnnáng 胆囊······123 1197
dǎnnángyán 胆囊炎·····123 1198
dǎnshí 胆石·······123 1195
dànù 大怒·······36 340
dānxīn 担心
·······47 450・51 492・98 955・956
dānxīn(yīn bùnéng yùcè shìqíng shìfǒu shùnlì

267

dāny——ěrdu

ér）担心（因不能预测事情是否顺利而）
·······················164 1604
dānyǎnpí 单眼皮 ···············168 1640
dǎnzhī 胆汁 ·················122 1193
dào jiémáo 倒睫毛 ······73 706·90 878
dàocì 倒刺 ···················74 713
dǎoguǎn 导管 ·················36 341
dàohàn 盗汗 ·················149 1450
dàolì 倒立 ···················73 705
dǎoniào 导尿 ················137 1338
dāoshāng 刀伤 ···············51 485
dǎoxià 倒下
··········71 689·119 1157·135 1316
dàtuǐ 大腿 ·······117 1141·174 1699
dǎzhēn 打针 ·················126 1227
dé gǎnmào 得感冒 ···········35 328
diǎn 碘 ···················203 1978
diàn niàobù 垫尿布 ···········29 270
diǎn'ěryào 点耳药 ···········134 1311
diàndòng chuáng 电动床 ·······135 1317
diàndòng xiéyǐchuáng 电动斜倚床
·······················135 1317
diànfěnméi 淀粉酶 ············9 70
diǎnjiǔ 碘酒 ················203 1979
diànnǎo duàncéng jiǎnchá 电脑断层检查
·······················76 736
diānxián 癫痫 ···············134 1309
diǎnyǎnyào 点眼药 ···········134 1310
diào 掉 ···················70 675
diàojìn shuǐlǐ pīnmìng zhēngzhá 掉进水里拼

命挣扎 ····················7 58
dībíyào 滴鼻药 ··············135 1319
diēdǎo 跌倒 ···············71 689·
119 1157·131 1274·135 1315·1316
dièr yìjiàn yīliáo zīxún 第二意见医疗咨询
·······················106 1032
dǐgǔ 骶骨 ·················110 1068
dījià yǎnglǎoyuàn 低价养老院 ···133 1293
dǐnggǔ 顶骨 ················137 1335
dìngqī jiǎnchá 定期检查 ·······133 1294
dǐngyè 顶叶 ················137 1336
dīshāo 低烧 ················169 1647
diūliǎn 丢脸 ···············160 1564
dīxuèyā 低血压 ··············133 1295
dīyán 低盐 ···················63 609
dòng 动 ···················19 174
dǒng 懂 ··················211 2049
dòng shǒushù 动手术 ···········87 843
dōngdǎo- xīwāi 东倒西歪
··········35 332·205 1996
dòngjié liáofǎ 冻结疗法 ········136 1326
dòngmài 动脉 ···············138 1344
dòngmài yìnghuà 动脉硬化 ······138 1345
dòngmàiliú 动脉瘤 ···········138 1346
dòngtan 动弹 ···············19 174
dǒu 抖 ··················176 1716
dòujīyǎn 斗鸡眼 ·············171 1672
duànniàn 断念 ················3 13
duānzhèng 端正 ·············125 1220
duì 对 ···················192 1870

duì lěngshuǐ mǐngǎn 对冷水敏感····131 1279
duìjìnr 对劲儿 ···············44 422
dúlì shēnghuó 独立生活 ········93 904
dūn 蹲 ····················85 821
dùnfújì 顿服剂 ··············140 1370
dùntòng 钝痛 ···············140 1369
dūnxiàlai 蹲下来 ·············85 820
duōfāxìng gǔsuǐliú 多发性骨髓瘤···121 1176
duōfēn 多酚 ················183 1790
duōsuō 哆嗦 ···············176 1716
dùqí 肚脐 ···················29 266
dùzi 肚子 ···········28 260·164 1599
dùzi ède gūlū gūlū de xiǎng 肚子饿得咕噜咕
噜地响 ···················28 261
dùzi gūlū gūlū jiào 肚子咕噜咕噜叫···28 262
dùzi gūlūgūlū de jiào 肚子咕噜咕噜地叫
·······················71 687

E

égǔ 额骨 ··················111 1082
èjí le 饿极了 ···············28 262
éjiǎo 额角 ··················71 681
ènì 呃逆 ···················85 824
ěrbèi 耳背 ·················144 1402
ěrbí yānhóukē 耳鼻咽喉科 ······83 807
ěrbíhóukē 耳鼻喉科 ···········83 807
érchásù 儿茶素 ··············36 342
ěrchuí 耳垂 ················190 1854
ěrduo 耳朵 ················190 1849
ěrduǒchuí 耳朵垂 ············190 1854

268

ěrgòu 耳垢 …………………190 1850
ěrguō 耳郭 ………………………77 742
èrjià gōngjǐng'ái yìmiáo 二价宫颈癌疫苗
……………………………72 696
èrjiānbàn 二尖瓣 …………114 1109
érkē 儿科 ………………………90 872
ěrkǒng 耳孔 ………………190 1858
ěrlòu 耳漏 …………………190 1855
ěrmíng 耳鸣 ………………190 1857
èrmǔzhǐ 二拇指 …………168 1642
ěrnóng 耳脓 ………………190 1855
ěrshǐ 耳屎 …………………190 1850
ěrtòng 耳痛 ………………190 1852
èsǐ le 饿死了 ………………28 262
étóu 额头 …………………168 1635
ěxīn 恶心 ……………………27 246·
　159 1547·1548·191 1866·192 1868
éyè 额叶 …………………111 1083

F

fā píqì 发脾气 ………………26 241
fāchóu 发愁 ………………143 1395
fādāi 发呆 ……20 187·180 1757·181 1766
fādǒu 发抖 ………………176 1715
fādǒu(yīn hàipà ér) 发抖(因害怕而)
………………………115 1122
fāhuǒ 发火 ……………26 241·36 340
fājiāng 发僵 ………………35 331
fākùn 发困 ………………151 1468
fālǎn 发懒 ………………122 1187

fālèng 发愣 ………………180 1757
fālěng 发冷 ……………25 233·75 722
fālěng(yīn kǒngjù ér) 发冷(因恐惧而)
………………………114 1114·170 1660
fálì 乏力 …………………122 1185
fālìngwén 法令纹 …………180 1758
fāmá 发麻 ……………………84 809
fāmá(yīn jiǔzuò huò hánqì tòngchǔděng yǐnqǐ
　de) 发麻(因久坐或寒气，痛楚等引起的)
………………………………96 937
fāmèn 发闷 ……………………45 425
fǎn 反 …………………………8 66
fàng tīngzhěnqì 放听诊器 ……128 1247
fàngshè zhìliáo 放射治疗 …180 1751
fángshuǐ 房水 ……………180 1753
fángshuǐdiàn 防水垫 ………180 1754
fàngsōng 放松 ………208 2025·2026
fāngxiàng 方向 ……………192 1869
fàngxīn 放心 …………10 85·182 1780
fàngxīn bùxià 放心不下 ……47 450
fǎngzhìyào 仿制药 …………76 738
fànhòu 饭后 ……………………91 884
fānián 发黏 ………………177 1730
fǎnliúxìng shíguǎnyán 反流性食管炎
………………………………48 461
fánnǎo 烦恼 ………………143 1395
fánnì 烦腻 ……………………3 14
fànqián 饭前 ……………………91 887
fānqié hóngsù 蕃茄红素 …206 2007
fānshēn 翻身 ………149 1451·1452

Fánshìlín 凡士林 …………212 2057
fǎnsuān 返酸 ………………13 112
fānù 发怒 …………36 340·164 1600
fǎnwèi 反胃 …………11 98·12 102
fànyǐn zhèngzhuàng 犯瘾症状 ……52 497
fāpàng 发胖 ………………174 1701
fārè 发热 …………………38 364
fāshāo 发烧 ………………38 364·
　150 1457·1458·162 1580·1581
fāshāo de gǎnjué 发烧的感觉 …150 1459
fāyán 发炎 …………………37 353
fāyǎng(shēnshàng xiàng yǒu chóngzi pá
　yīyàng de) 发痒(身上像有虫子爬一样的)
………………………192 1877
fāzuò 发作 ………………182 1777
fāzuòxìng shìshuìbìng 发作性嗜睡病
………………………143 1396
féi 肥 …………………121 1177
féi 腓 …………………173 1686
fèi 肺 …………………157 1526
fèi'ái 肺癌 ………………157 1532
fēicháng pífá 非常疲乏 …177 1731
féigǔ 腓骨 ………………167 1629
féipàng 肥胖 ………170 1654·174 1700
féipàng zhǐshù 肥胖指数 …170 1655
fèiqìzhǒng 肺气肿 …………157 1533
fēiwénzhèng 飞蚊症 ………169 1653
fèixiàn'ái 肺腺癌 …………158 1536
fèiyán 肺炎 ………………157 1529
fèiyánqiújūn 肺炎球菌 ……157 1530

féiz——gèng

féizào 肥皂·················108 1050
fēizhuānlìyào 非专利药·······76 738
fèizi 痱子·······················5 39
fěncì 粉刺·····················144 1408
fēngdiān 疯癫··················134 1309
fénghé 缝合····················179 1748
fēngjiāo 蜂胶···················176 1719
fēngshī miǎnyì jíbìng 风湿免疫疾病···79 759
fēngshībìng 风湿病············207 2017
fēngshīrè 风湿热···············207 2018
fēngshīxìng 风湿性············187 1826
fēngzhěn 风疹··················172 1678
fēnmìxìng zhōng'ěryán 分泌性中耳炎
·····························96 934
fú 扶············74 712·119 1158
fú 服·····················195 1900
fù 腹············28 260·164 1599
fū 敷························83 801
fùchá 复查····················72 699
fùchǎnkē 妇产科·····76 732·173 1689
fùdài hùlǐ fúwù 附带护理服务···31 294
fúěrmǎlín 福尔马林············184 1791
fùfā 复发·····················73 703
fūfǎ 敷法······················10 89
fùfāng wéishēngsù zhìjì 复方维生素制剂
·····························114 1107
fūgǔ 跗骨····················115 1120
fùgǔ gōuxuǎn 腹股沟癣·········17 158
fùgǔgōu bù 腹股沟部··········115 1117
fùjiàn 复健··················207 2012

fùkē 妇科····················173 1689
fùmó 腹膜····················173 1685
fùpí 副脾·····················173 1683
fùqiāng 腹腔··················174 1693
fùshāng 负伤··················173 1688
fúshǒu 扶手··················134 1303
fùtòng 腹痛··················172 1682
fúwù lìyòng jìhuà 服务利用计划······58 553
fùxiè 腹泻·····················63 606
fùzhěn 复诊····················73 700
fúzhǒng 浮肿··········192 1871·1872
fùzuòyòng 副作用············172 1680

G

gài 钙·························39 371
gàihuà 钙化··················107 1044
gàihuà jīfēn 钙化积分·········107 1045
gǎihuàn 改换···················33 306
gàizhì 钙质····················39 371
gān'ái 肝癌············40 383·43 413
gānbābā 干巴巴·················34 320
gǎndào 感到····················42 400
(liǎn huò shēntǐ)gǎndào fārè （脸或身体）感到
发热·····················183 1784
gānglòu 肛瘘····················94 911
gāngmén 肛门···················68 653
gānggōng 肝功··················40 384
gānggōngnéng 肝功能···········40 384
gǎnjué 感觉············40 382·42 400
gǎnjué bùduìjìn 感觉不对劲······17 157

gǎnjué fálì 感觉乏力·········120 1171
gǎnjué píbèi 感觉疲惫·········64 621
gānkésou 干咳嗽···············107 1041
gǎnmào 感冒····················35 327
gǎnqíng 感情···················42 399
gǎnrǎn 感染······21 191·43 407·411
gǎnrǎnzhèng 感染症············43 410
gānrǎosù 干扰素················18 160
gānshòu 干瘦···················39 370
gǎnxiè 感谢····················42 398
gānyán 肝炎····················40 379
gānyǎnzhèng 干眼症··········139 1360
gānyìngbiàn 肝硬变·············41 388
gānyìnghuà 肝硬化·············41 388
gānzàng 肝脏···················43 412
gāodǎngùchún 高胆固醇·········66 634
gāogāo- xìngxìng 高高兴兴······14 122
gāoniàosuānzhí zhèng 高尿酸值症···68 651
gāowán 睾丸····················65 627
gāoxìng 高兴···22 198·46 435·205 1994
gāoxuèyā 高血压················65 630
gāoxuèyàzhèng 高血压症········66 631
gāoxuèzhī 高血脂·······66 632·636
gāozhīxuèzhèng 高脂血症·······66 636
gé 膈·························25 226
gēbo 胳膊······················21 192
gēbozhōur 胳膊肘儿···········167 1633
gēda 疙瘩······················79 760
Gělánsùshǐ 葛兰素史···········31 287
gèng 更······················198 1932

gěng——hésh

gěnggěngyúhuái 耿耿于怀 ·········56 535
gēnghuàn 更换 ················33 306
gēngniánqī zhàng'ài 更年期障碍 ······68 652
gēngyī 更衣 ·················44 423
gēngyīshì 更衣室 ············120 1166
gēnjiàn 跟腱 ················3 15
gèyá 硌牙 ··················164 1595
gōnggǔ 肱骨 ················91 881
gōnggǔ huáchē 肱骨滑车 ·······91 882
gǒngjì 汞剂 ·················8 68
gǒngmó 巩膜 ················50 477
gōngwàiyùn 宫外孕 ···········78 751
gōucáobǎn 沟槽板 ···········103 1005
gǔ 骨 ····················183 1785
guā húzi 刮胡子 ········167 1626·1627
guā(húzi) 刮(胡子) ·········115 1124
guàhàochù 挂号处 ···········170 1661
guāipì 乖僻 ················166 1620
guǎizhàng 拐杖
 ·······102 993·129 1261·186 1816
guān(ménchuāngděng) 关(门窗等)··84 817
guāndiào 关掉 ··············60 572
guānghuá 光滑 ·············132 1284
guàniàn 挂念 ··········47 450·98 955
guānjié 关节 ···············42 403
guānjié fēngshībìng 关节风湿病 ······43 405
guānjié tòng 关节痛 ··········42 404
guānjiéyán 关节炎 ···········187 1826
guànxǐ yòngjù 盥洗用具 ·······112 1090
guānxīn 关心 ··············29 273

guānzhuàng bìngdú 冠状病毒·······71 688
guàxīn 挂心 ···············98 956
gūdúpǐ 孤独癖 ·············84 812
gǔgé 骨骼 ················69 665
gǔgǔ 股骨 ················117 1142
gǔgǔjǐng gǔzhé 股骨颈骨折 ······117 1143
guì 跪 ···················167 1632
gūjì 孤寂 ·················74 719
gǔkē 骨科 ················105 1018
gǔmìdù 骨密度 ·············70 673
gǔmó 鼓膜 ················70 677
guòmǐn 过敏 ···············10 81
guòmǐn jiǎnchá 过敏检查 ········10 82
guòmǐnxìng bíyán 过敏性鼻炎 ······10 83
guòmǐnxìng xiūkè 过敏性休克 ·······8 61
guòzhòng 过重 ·············174 1700
gǔpén 骨盆 ···············70 672
gǔròuliú 骨肉瘤 ·············70 671
gǔshòu- rúchái 骨瘦如柴 ········39 370
gǔsuǐ 骨髓 ················69 666
gǔsuǐyán 骨髓炎 ············69 667
gǔtóu 骨头 ················183 1785
gǔtóu lièle 骨头裂了 ··········183 1786
gǔzhé 骨折 ············69 668·669
gǔzhì mìdù 骨质密度 ··········70 673
gǔzhì shūsōngzhèng 骨质疏松症····69 670

H

hǎimǎ 海马 ···············32 301
hàixǐ 害喜 ················132 1285

hàixiū 害羞 ···············161 1565
hàn 汗 ···················5 38
hánpiàn 含片 ··············140 1368
Hànsēnbìng 汉森病 ··········165 1611
hānshēng 鼾声 ·············16 143
hānshuì 酣睡·········86 838·151 1471
hànxiàn 汗腺 ··············43 406
hánxìngtǐzhì 寒性体质 ·········166 1617
hánzhàn 寒战 ···25 233·234·75 722·723
hánzhàn 寒颤
 ········114 1114·170 1660·189 1845
hánzhàn 寒战 ··············189 1845
hǎochī 好吃 ···············24 225
hǎode 好的 ···············61 584
hàomài 号脉 ··············191 1863
hǎoqǐlái 好起来 ············204 1984
hāqì 哈气 ················13 109
hāqian 哈欠 ···············3 17
hē 喝 ···················156 1517
hécí gòngzhèn jiǎnchá 核磁共振检查
 ·······················24 217
hédelái 合得来 ·············44 422
hé'ěrméng 荷尔蒙 ···········184 1792
hēiyǎnzhū 黑眼珠 ···········57 551
hēizhì 黑痣 ···············181 1765
héngchǐ 恒齿 ··············22 204
hénggémó 横膈膜 ···········25 226
hēnghēng 哼哼 ·············22 201
héngyá 恒牙 ··············22 204
héshì 合适·················144 1403

271

hóng──hùsh

hóngmó 虹膜 ·······················66 635
hóngxìbāo bǐlì 红细胞比例 ·········178 1735
hóngxuèqiú 红血球 ···············108 1049
hóngyǎnbìng 红眼病 ··············62 601
hóngyàoshuǐ 红药水 ···············3 10
hòu 后 ·························19 175
hóu'ái 喉癌 ·····················67 646
hòubèi fāliáng 后背发凉 ··········115 1122
hòubèi yǒuxiē liángsōusōu 后背有些凉嗖嗖
··························109 1057
hóuhé 喉核 ···················155 1511
hòuhuǐ 后悔 ····················56 534
hóujié 喉结 ···················155 1511
hòujiùchǐ 后臼齿 ···············116 1133
hóulóng 喉咙 ·················154 1500
hóulóng tòng 喉咙痛 ···········154 1501
hóulóng yǒután 喉咙有痰 ·······122 1191
hóulóng zhǒng 喉咙肿 ·········155 1507
hòumiàn 后面 ···················19 175
hòunǎosháo 后脑勺 ··············67 648
hóutóu 喉头 ····················67 643
hóutóu gěngyē 喉头哽噎 ········154 1505
hóutóugài 喉头盖 ···············67 645
hóuyán 喉炎 ····················67 644
hòuzhěnshì 候诊室 ·············185 1809
hóuzi 瘊子 ·····················16 145
huá 滑 ·······················143 1393
huáfǎlín 华法林 ···············211 2047
huāfěnzhèng 花粉症 ··············37 354
huái 踝 ·························4 29

huáilú 怀炉 ·····················33 305
huàixuèbìng 坏血病 ··············31 291
huáiyí 怀疑 ····················20 180
huáiyùn 怀孕 ··················148 1443
huàliáo 化疗 ····················33 312
huáliūliū de 滑溜溜的 ··········132 1284
huàn niàobù 换尿布 ·············29 269
huàn yīfu 换衣服 ·····44 423・45 424
huànbù 患部 ····················44 417
huànghuàngyōuyōu 晃晃悠悠 ·····175 1712
huāngzhāng 慌张 ··············138 1349
huànóng 化脓 ···················37 345
huànqì 换气 ····················12 107
huàntīng 幻听 ···················65 622
huānxǐ 欢喜 ·······22 198・205 1994
huànzhě 患者 ···················42 396
huárùn 滑润 ···················103 1007
huàxué liáofǎ 化学疗法 ···········33 312
huàyàn 化验 ··········33 311・64 618
huàzhuāng 化妆 ·········59 570・571
hūchī hūchī de chuǎnbùchūqìlái 呼哧呼哧地
喘不出气来 ···············105 1025
hùfā 护发 ·····················177 1722
hùfàsù 护发素 ·················208 2029
hùfū 护肤 ·····················101 978
hùgōng 护工 ····················41 391
hūhū dàshuì 呼呼大睡 ············53 504
hùhuàn tǐwèi 互换体位 ··········116 1126
huícháng 回肠 ···················32 300
huīfù 恢复 ··············32 302・303

huīxīn 灰心 ····················51 491
huíyì 回忆 ·····················29 272
hūjiào 呼叫 ···················204 1990
hùlǐ 护理 ··············31 292・41 387
hùlǐ zhuānyuán 护理专员 ·········58 554
húlǐ-hútú 糊里糊涂 ··············19 171
hùlǐshī 护理师 ··················31 293
hūlu hūlu 呼噜呼噜 ··············53 503
húluóbosù 胡萝卜素 ··············39 373
hūndǎo 昏倒 ···················119 1155
hūnguòqù 昏过去 ·····51 490・47 444
hūnhūn chénchén 昏昏沉沉 ··7 52・21 189
hūnhūn yùshuì 昏昏欲睡 ·····21 189・194
hūnhūnmímí 昏昏迷迷 ············14 119
hūnkuì 昏聩 ···················181 1766
hūnmí 昏迷 ··········14 119・96 933
hūnmí zhuàngtài 昏迷状态 ········72 692
húnshēn fālěng 浑身发冷 ·········75 724
húnshēn suānlǎn 浑身酸懒 ········55 527
húnshēn wúlì 浑身无力 ···········39 365
huǒlàlà de téngtòng(yóu rìshài, shāoshāng huò
    pífū cāshāng dǎozhì de) 火辣辣的疼痛
    （由日晒，烧伤或皮肤擦伤导致的）
··························171 1669
huòluàn 霍乱 ···················71 686
hūqì 呼气 ·····················13 109
hùshēn 护身 ····················75 721
hùshi 护士 ·········41 389・141 1371
hùshi diànlíng 护士电铃 ·········141 1372
hùshizhàn 护士站 ··············141 1373

hùshizhǎng 护士长 …………………………41 390
hùtuǐ 护腿 ………………………………75 721
hūxī 呼吸 ………………………………12 104
hūxīqìkē 呼吸器科 ……………………68 658
húxū 胡须 ……………………………167 1625
hǔyá 虎牙 …………………64 619・199 1941
hùzhuān 护专 …………………………58 554
húzi 胡子 ……………………………167 1625

J

jī 击 ……………………………………20 181
jì 记 ……………………………………29 267
jiǎ 钾 …………………………………39 369
jiǎchǐguān 假齿冠
 ………………37 350・56 536・77 747
jiān 肩 …………………………………35 329
jiǎn 剪 …………………………………51 488
jiǎn 茧 ………………………………187 1820
jiǎn zhǐjia 剪指甲 ……………………131 1282
jiānbǎng 肩膀 ………………………35 329
jiānbǎng suān tòng 肩膀酸痛 ………35 331
jiānbù jiāngyìng 肩部僵硬 …………35 334
jiǎnféi 减肥 …………………………116 1129
jiàng xuèyā yào 降血压药 …………65 626
jiāngù de 坚固的 ……………………82 790
jiàngzhǔdòngmài 降主动脉 …………34 319
jiānjì 煎剂 …………………………110 1070
jiānjiǎ 肩胛 …………………………64 614
jiānjiǎgǔ 肩胛骨 ……………………64 613
jiànkāng bǎoxiǎnzhèng 健康保险证

 ………………………………………64 615
jiànkāng jiǎnchá 健康检查 …………98 950
jiànkāng tǐjiǎn 健康体检 …………148 1442
jiànkāng zhuàngkuàng zhēngzhào　健康状况
 征兆 …………………………………158 1538
jiānnǎo 间脑 …………………………44 416
jiànqiàoyán 腱鞘炎 …………………64 620
jiànshēn 健身 ………………………140 1367
jiànwàng 健忘 ………………………198 1934
jiānyá 尖牙 …………………………64 619
jiànzhuàng 健壮 ……………………172 1675
jiáo 嚼 ………………………………115 1119
jiào 叫 ………………………………204 1990
jiǎo 脚 …………………………………4 23
jiǎobǎn 脚板 ……………………………5 32
jiǎobèi 脚背 ……………………………5 33
jiǎobózi 脚脖子 ………………………4 29
jiǎobù 脚步 ……………………………5 30
jiāobù bēngdài 胶布绷带 …………165 1613
jiǎogēn 脚跟 …………………………33 313
jiǎohòugēn 脚后跟 …………………33 313
jiǎohuái 脚踝 …………………………57 546
jiāojí 焦急 ……………………………17 150
jiāolǜ 焦虑 ……………………………51 493
jiāolǜ- bùàn 焦虑不安 …45 429・199 1942
jiǎomó 角膜 …………………………34 317
jiǎomóyán 角膜炎 …………………34 318
jiàomǔjūn gǎnrǎn 酵母菌感染 ……11 92
jiāonáng 胶囊 ………………………37 351
jiǎoqì 脚气 …………………………189 1841

jiǎotòng 绞痛 ………………………51 486
jiǎowànzi 脚腕子 ………………………4 29
jiǎoxīn 脚心 ………………………130 1271
jiǎoxuǎn 脚癣 ………………………189 1841
jiāoyuán dànbái 胶原蛋白 …………71 684
jiāoyuánbìng 胶原病 ………………66 633
jiāozào 焦躁 …………………………17 150
jiǎozhǎng 脚掌 …………………………5 32
jiǎozhì 角质 …………………………34 316
jiǎozhǐ 脚趾 ……………5 34・202 1964
jiāozhuó 焦灼 ………………………17 149
jiārè 加热 ………………………………6 44
jiātíng bǎomǔ 家庭保姆 …………181 1763
jiātíng hùlǐ 家庭护理 ………………73 701
jiātíng kànhù 家庭看护 …………178 1738
jiātíng yīshēng 家庭医生 ………181 1762
jiātíng yīshī 家庭医师 ……………33 314
jiǎxíng gānyán 甲型肝炎 …………23 210
jiǎyá 假牙 ……………………………17 154
jiǎzhuàngxiàn 甲状腺 ……………66 639
jiǎzhuàngxiàn yán 甲状腺炎 ………66 640
jiāzhùle 夹住了 ……………………160 1560
jíbìng 疾病 …………………………170 1662
jíbìngpǔ 疾病谱 ……………………82 791
jīdòng 激动 ………………………211 2055
jídù yànfán 极度厌烦 …………………3 14
jiē 接 ………………………………191 1865
jiécháng 结肠 ………………………62 592
jiēchù jīfū shí de gǎnjué　接触肌肤时的感觉
 ………………………………………161 1570

jièc——jiwǎ

jièchuāng 疥疮 …………………32 299
jiědúyào 解毒药 ………………63 603
jiéhé 结核 ……………………60 581
jiéhéjūnsù 结核菌素 …………131 1273
jiéjié 结节 ……………………61 588
jiěkāi 解开 ……………………161 1566
jiěkāi shàngyī 解开上衣 ………182 1775
jiémáo 睫毛 …………………186 1813
jiémó 结膜 ……………………62 600
jiémóyán 结膜炎 ………………62 601
jiěrèyào 解热药 ………………63 604
jiēshíde 结实的 ………………82 790
jiētōng(diànyuán děng) 接通(电源等)
………………………………130 1269
jièxuǎn 疥癣 …………………32 299
jiézhuàngtǐ 睫状体 …………198 1930
jīguāng zhìliáo 激光治疗 ……209 2036
jíjiù chǔlǐ 急救处理 …………25 227
jíjiù zhōngxīn 急救中心 ………49 468
jíjiùchē 急救车 ………………48 462
Jílán-bāléi zōnghézhèng 吉兰-巴雷综合症
………………………………51 484
jǐliáng 脊梁 …………………108 1056
jìmò 寂寞 ……………………74 719
jīn cuòwèi 筋错位 ……………101 984
jǐnde 紧的 ……………………47 446
jìng 胫 ………………………103 1004
jǐngbù 颈部 …………………58 559
jīngcháo 精巢 ………………106 1027
jīngdòngmài 颈动脉 …………58 558

jìnggǔ 胫骨 …………………58 555
jīnghuāng(yīn kǒnghè huò tūfā shìjiàn ér) 惊
慌(因恐吓或突发事件而)………138 1349
jìnglǎoyuàn 敬老院 …………210 2043
jìngluán 痉挛 ……58 560 · 166 1621
jìngmài 静脉 …………………90 876
jìngmàiliú 静脉瘤 ……………90 877
jīngpí-lìjié 精疲力竭 …54 516 · 55 526
jīngshén bìngyuàn 精神病院 …105 1023
jīngshén chuàngshāng 精神创伤 …140 1361
jīngshén fēnlièzhèng 精神分裂症
……………105 1024 · 136 1328
jīngshén huànfā 精神焕发 ……12 105
jīngshén jǐnzhāng 精神紧张 …102 997
jīngshén nèikē 精神内科 ……99 965
jīngshén shūchàng 精神舒畅 …105 1026
jīngshén yālì 精神压力 ………102 997
jīngshén yālì dà 精神压力大 …103 998
jīngshénxìng fǎnyìng 精神性反应 …94 916
jīngtǐ 晶体 …………………99 967
jīngtǐ húnzhuó 晶体浑浊 ……100 968
jīngtòng 经痛 ………………106 1030
jìngwò 静卧 …………………10 86
jīngxǐ 惊喜 …………………28 258
jìngyǎng 敬仰 ………………115 1125
jīngzhuàngtǐ 晶状体
………38 361 · 89 866 · 99 967
jǐngzhuī 颈椎 ………………58 557
jǐngzhuī sǔnshāng 颈椎损伤 …193 1879
jǐngzǒngdòngmài 颈总动脉 …113 1105

jǐnjǐnde 紧紧的 ………………47 446
jìnlì 尽力 ……………………15 138
jìnrù yùchí 进入浴池 …………204 1983
jìnrù yùgāng 进入浴缸 ………204 1983
jìnshì 近视 …………………52 494
jìnshì jiǎozhèng shǒushù 近视矫正手术
………………………………209 2037
jìnshì sǎnguāng 近视散光 ……52 496
jìnshí zhàng'ài 进食障碍 ……108 1055
jǐnwò 紧握 …………………130 1263
jīnyá 金牙 …………………52 501
jǐnzhāng 紧张 ………………52 498
jǐnzhāng zhuàngtài 紧张状态 …103 999
jīpí gēda 鸡皮疙瘩 …………140 1364
jīròu 肌肉 …………………52 499
jīròu jìngluán 肌肉痉挛 ………70 680
jīròu téngtòng 肌肉疼痛 ……52 500
jīròu wěisuōzhèng 肌肉萎缩症 …52 495
jīsù 激素 …………………184 1792
jǐsuǐ sǔnshāng 脊髓损伤 ……106 1034
jǐsuǐhuīzhìyán 脊髓灰质炎
………………90 873 · 183 1789
jǐsuǐyè jiǎnchá 脊髓液检查 …99 966
jiùchǐ 臼齿 …………………26 239
jiùhùchē 救护车 ……………48 462
jiǔjīng 酒精 …………………9 77
jiǔjīng yīlàizhèng 酒精依赖症 …9 78
jìwǎng bìnglì 既往病历 ………44 420
jìwǎng bìngshǐ 既往病史 ……171 1667
jìwǎngshǐ 既往史 ……………44 421

jǐyā——kuìl

jǐyā（cóng liǎngcè）挤压（从两侧）
　　·····················160 1559
jīyǎn 鸡眼 ·····················19 169
jízào 急躁 ·····················108 1047
jízhěn 急诊 ·····················48 463
jìzhù 记住 ·····················29 267
jǐzhù 脊柱 ·····················106 1035
jǐzhùguǎn xiázhǎizhèng 脊柱管狭窄症
　　·····················106 1036
jǐzhuī 脊椎 ·····················107 1037
jǐzhuī shénjīng 脊椎神经 ········107 1038
jǐzhuīgǔ 脊椎骨 ·················109 1059
júbù mázuì 局部麻醉 ············50 480
juéde píjuàn 觉得疲倦 ···········64 621
juéde yǒuxiē bùshūfu 觉得有些不舒服
　　·····················17 157
juéjìng 嚼劲 ·····················160 1558
jǔjué 咀嚼 ·····················115 1118
jùliè téngtòng 剧烈疼痛 ··········11 96
jūnliè 皲裂 ·············2 9·169 1648
jūntuángān jūn 军团杆菌 ·······209 2038
jǔsàng 沮丧 ·····················51 491
jùtòng 剧痛 ···········11 97·59 568

K

kāfēiyīn 咖啡因 ·················37 348
kāi 开 ···············3 19·130 1269
kāidāo 开刀 ·····················87 841
kāi yàofāng 开药方 ··············93 900
kǎlùlǐ 卡路里 ···················39 374

kànbìng 看病 ·········96 931·189 1848
kànbùqīng 看不清 ···············188 1833
kàndejiàn 看得见 ···············188 1834
kàng'áijì 抗癌剂 ·················65 628
kāngfù 康复 ·········32 303·207 2012
kàngjūnsù 抗菌素 ···············67 642
kànglài píbìng wéishēngsù 抗癞皮病维生素
　　·····················141 1374
kàngshēngsù 抗生素 ·············67 642
kàngshuāilǎo 抗衰老 ············10 87
kānhù 看护 ···········31 292·130 1266
kānhù rényuán 看护人员 ········130 1267
kānhùrén 看护人 ···············31 293
kǎocíyá 烤瓷牙 ·················109 1062
kǎolǜ 考虑 ·····················40 381
kǎtā 卡他 ·····················36 335
kě de màoyān le 渴得冒烟了 ····154 1502
kědòngchuáng 可动床 ·········206 2006
kěguì 可贵 ·····················9 73
kěkǒu 可口 ·····················24 225
kělián 可怜 ·····················40 375
kěn 啃 ·····················34 324
kēngkēng de késòu 吭吭地咳嗽 ····70 676
kěpà 可怕 ·····················71 690
kēpèng 磕碰 ···················121 1182
késou 咳嗽 ·····················106 1033
kěyǐde 可以的 ·················61 584
kōngbān 空斑 ·········78 758·175 1709
kōngcháng 空肠 ·················53 505
kōngfù 空腹 ·····················53 506

kōngfùshí xuètáng 空腹时血糖 ······53 507
kǒnggāozhèng 恐高症 ···········67 641
kǒuchòu 口臭 ···················66 638
kǒuchuāng 口疮 ·················67 650
kǒufú 口服 ·····················142 1383
kǒufúyào 口服药 ···············155 1515
kǒu gān 口干 ·······54 520·154 1503
kǒukě 口渴 ·····················154 1503
kǒuqiāngnèi 口腔内 ·············65 629
kǒuqiāngyán 口腔炎 ·············67 650
kǒuqīng 口轻 ···················4 25
kòushàng（niǔkòu）扣上（纽扣）····182 1774
kǒushuǐ 口水 ···················204 1988
kǒuzhòng 口重 ·······4 26·77 739
kǒuzhōng nánnán de dào 口中喃喃地道
　　·····················174 1695
kòuzi 扣子 ·····················182 1773
kǔ 苦 ·····················144 1407
kū 哭 ·····················142 1387
kuàibō shuìmián 快波睡眠 ·······210 2039
kuàihuó 快活 ···················19 173
kuàilè 快乐
　　·······120 1172·121 1175·201 1957
kuāngǔ 髋骨 ···················41 392
kuānguānjié 髋关节 ·············68 657
kuàngwùzhì 矿物质 ·············189 1843
kuàngwùzhì pínghéng 矿物质平衡
　　·····················189 1844
kuānsōng 宽松 ·················201 1962
kuìlàn 溃烂 ···················119 1160

275

kuìy——máfē

kuìyáng 溃疡 ·················119 1159
kùn 困 ·····················151 1467
kǔnǎo 苦恼 ··················143 1395
kùnhuò 困惑 ·················72 695
kùnjuàn 困倦 ·················151 1470
kùnnande 困难的 ·············192 1876
kùzi 裤子 ···················104 1009

L

là 辣 ·············38 360・171 1668
lādùzi 拉肚子 ················63 606
lái jīngshén 来精神 ···········63 611
lángān 栏杆 ·················134 1303
lángtūn- hǔyàn 狼吞虎咽 ·······25 232
lánwěi 阑尾 ·················126 1229
lánwěiyán 阑尾炎 ·············126 1230
láobìng 痨病 ················60 581
lǎobìng 老病 ················83 808
láogù de 牢固的 ··············82 790
lǎohuāyǎn 老花眼 ·············210 2042
lǎolínghuà 老龄化 ·············68 654
lǎoshí 老实 ·········28 257・89 865
làozhěn 落枕 ················149 1456
lè 乐 ······················120 1173
lèi 累 ······················54 518
lèi de jīngpí- lìjìn 累得精疲力尽 ·····54 517
lèigǔ 肋骨 ··················210 2046
lèigùchún 类固醇 ·············102 994
lèigùchún zhìliáo 类固醇治疗 ·····102 995
Léinuòshì bìng 雷诺氏病 ········209 2035

lèishuǐ 泪水 ·················143 1392
lèixiàn 泪腺 ·················209 2033
lěng 冷 ····················131 1278
lěngquè 冷却 ················170 1659
lèqù 乐趣 ···················120 1173
liǎn 脸 ·····················33 307
liáng 凉 ····················131 1278
liáng tǐwēn 量体温 ············116 1132
liáng xuèyā 量血压 ············60 575
liǎngcān zhījiān 两餐之间 ·······92 898
liàngliàng qiàngqiàng 跟跟跄跄 ···205 1995
liǎngyǎn fāhuā 两眼发花 ········194 1890
liǎnjiá 脸颊 ·················180 1760
liǎnpén 脸盆 ················112 1089
liǎnyōng 脸痈 ················197 1922
liǎobuqǐde 了不起的 ··········101 980
liǎojiě 了解 ·················211 2049
líchuáng 离床 ···············206 2008
lièxìdēng 裂隙灯 ·····72 697・104 1011
lìji 痢疾 ····················107 1043
lǐjiě 理解 ···················142 1389
lìliàng 力量 ·················132 1283
lǐliáo 理疗 ··················174 1697
lín 磷 ·····················208 2027
línbā 淋巴 ··················208 2030
línbājié 淋巴节 ··············209 2031
línbājié 淋巴结 ··············209 2031
línbāxiàn 淋巴腺 ·············209 2032
lǐnghuì 领会 ················142 1389
lìngrén hàipà 令人害怕 ········71 690

lìngrén shīwàng 令人失望 ·······36 339
lìniàojì 利尿剂 ···············206 2010
línkěn màisù 林肯麦素 ·········208 2028
línyù 淋浴 ···········8 63・85 827
línyùchù 淋浴处 ··············9 71
liú bíshuǐ 流鼻水 ·············163 1592
liú bítì 流鼻涕 ··············163 1592
liú bíxiě 流鼻血 ·············163 1587
liú kǒushuǐ 流口水 ···········204 1989
liúchǎn 流产 ················207 2015
liúhǎi 刘海 ·················185 1800
liúshén 留神 ················125 1222
liúshí 流食 ·················207 2016
liúxíngxìng gǎnmào 流行性感冒 ···18 167
liúxíngxìng jiémóyán 流行性结膜炎

······················207 2013

liúxíngxìng sāixiànyán 流行性腮腺炎

············27 249・207 2014

lǐxīn 里辛 ··················209 2034
lóngzhèng 聋症 ··············144 1402
lòuchuāng 漏疮 ··············94 911
luǎncháo 卵巢 ···············206 2002
luǎncháo nángzhǒng 卵巢囊肿 ····206 2003
lúgǔ 颅骨 ·········100 975・136 1323
lúnyǐ 轮椅 ··················57 547

M

mábì 麻痹 ··········84 809・186 1817
(tiān)máfan （添）麻烦 ·········197 1923
máfēngbìng 麻疯病 ············165 1611

màib──năom

màibó 脉搏·····191 1861	méiyǒu jīngshén（yīn yànfán huò píjuàn ér） 没有精神（因厌烦或疲倦而）·····65 623
màibó tiàodekuài 脉搏跳得快·····191 1859	méiyǒu shíyù 没有食欲·····92 894
màibó wěnluàn 脉搏紊乱·····191 1860	mèn 闷·····20 182
màibóshù 脉搏数·····191 1862	ménglóng 朦胧·····93 902
màilìzhǒng 麦粒肿·····160 1557・198 1933	mēnjǐn nàyàng de téngtòng 闷紧那样的疼痛·····84 816
málà 麻辣·····81 784	ménjìngmài 门静脉·····199 1940
mámá de 麻麻的·····96 938	mènmèn- bùlè 闷闷不乐
mángcháng 盲肠·····197 1925	·····20 183・48 456・56 535
mǎnkǒu jiǎyá 满口假牙·····113 1096・1102	ményá 门牙·····185 1801・199 1939
mànpǎo 慢跑·····91 883	ménzhěnbù 门诊部·····32 304
mànxìng bìsèxìng fèi jíhuàn 慢性闭塞性肺疾患·····187 1829	miànjiá 面颊·····180 1760
mànxìng gānyán 慢性肝炎·····187 1825	miànjīnzhǐ 面巾纸·····133 1297
mànxìng wèiyán 慢性胃炎·····187 1824	miánqiān 棉签·····197 1924
mànxìngtòng 慢性痛·····187 1828	miǎnyì liáofǎ 免疫疗法·····197 1917
mǎnyì 满意·····188 1830・1831	miǎnyì xìtǒng 免疫系统·····196 1916
mǎnzú 满足·····188 1830・1831	miǎnyìlì xiàjiàng 免疫力下降·····197 1918
máogǔ- sōngrán 毛骨悚然·····115 1122	mímihūhū 迷迷糊糊·····21 193・150 1464
máokǒng 毛孔·····58 552	mǐn 抿·····184 1795
mǎtǒnggài 马桶盖·····30 285	mǐn yīkǒu 抿一口·····184 1796
mázhěn 麻疹·····160 1561・185 1805	mìniàokē 泌尿科·····169 1645
mázi 麻子·····8 62	mǒ 抹·····149 1448
mázuì 麻醉·····185 1806	mǒ rǔyè 抹乳液·····56 542
mázuìjì 麻醉剂·····185 1808	móguāng 磨光·····188 1836
měicān hòu 每餐后·····184 1797	mòqī bìngrén 末期病人·····186 1811
méijīng- dǎcǎi 没精打采·····92 896	mùbǎ 钼钯·····188 1832
méimao 眉毛·····187 1821	mùxuàn 目眩·····195 1897・196 1909
Méiní'ěr zōnghézhèng 梅尼尔综合症·····195 1905	mùyù 沐浴·····8 63
méitóu 眉头·····188 1838	mùyùlù 沐浴露·····183 1783

mùyùyè 沐浴液·····183 1783	
mǔzhǐ 拇趾·····30 279	

N

nà 钠·····143 1390
nàbiān 那边·····7 54
nǎi 奶·····124 1211・125 1215・146 1421
nálái 拿来·····198 1931
nàli 那里·····7 54
nǎlǐ（biǎoshì bùquèdìng huò bùmíngde chǎngsuǒ） 哪里（表示不确定或不明的场所）·····139 1352
nánde 难的·····192 1876
nándé 难得·····9 73
nánguò 难过·····70 678
nánshòu 难受·····48 459・57 545
nánwéiqíng 难为情·····161 1565
nánwén 难闻·····53 509
nǎo 脑·····152 1477
nǎochūxuè 脑出血·····152 1484
nǎocùzhòng 脑卒中·····153 1492
nǎodiàntú 脑电图·····153 1495
nǎodòngmài yìnghuàzhèng 脑动脉硬化症·····153 1493
nǎogěngsè 脑梗塞·····152 1482
nǎogōngnéng zhàngài 脑功能障碍·····66 637
nǎojīshuǐ 脑积水·····153 1488
nǎojǐsuǐyán 脑脊髓炎·····153 1490
nǎoménr 脑门儿·····27 254・168 1635
nǎoménzi 脑门子·····27 254・168 1635

nǎom——pàng

nǎomóyán 脑膜炎·············154 1497
nǎoruǎnhuàzhèng 脑软化症········153 1494
nǎoshénjīng wàikē 脑神经外科·····153 1486
nǎoshuānsāi 脑栓塞···········153 1491
nǎosǐwáng 脑死亡···········152 1483
nǎoxuèshuān 脑血拴··········152 1481
nǎoyán 脑炎··············152 1479
nǎoyìxuè 脑溢血············152 1478
nǎozhèndàng 脑振荡··········153 1487
nǎozhòngfēng 脑中风·········153 1492
nǎozhǒngliú 脑肿瘤··········152 1485
nèi'ěr 内耳··············141 1377
nèi'ěryán 内耳炎···········141 1378
nèichūxuè 内出血···········142 1380
nèifúyào 内服药············155 1515
nèikē 内科··············141 1375
nèikuījìng 内窥镜···········141 1379
nèiyǎnjiǎo 内眼角·····141 1376·194 1893
nèiyī 内衣··········81 785·161 1569
nèizàng 内脏·············142 1382
nèn 嫩················201 1955
néng tīngjiàn 能听见·········46 437
néngzǒu 能走··············9 76
nì 腻·················22 202
niánhūhū 黏糊糊···········177 1730
niánhūhū de 黏糊糊的········149 1449
niánlǎo 年老·············24 224
niánmóyán 粘膜炎···········36 335
niànzhūjūn 念珠菌···········41 394
niànzhūjūn bìng 念珠菌病·······42 395

niào 尿···············146 1423
niào jiéshí 尿结石··········148 1441
niàobù 尿布··········26 244·29 268
niàobùshī 尿不湿·······26 244·29 268
niàochuáng 尿床············28 264
niàodànbái 尿蛋白··········147 1433
niàodào 尿道·············147 1435
niàodàoyán 尿道炎··········147 1436
niàodúzhèng 尿毒症·········147 1437
niàohú 尿壶·············146 1427
niàohún 尿浑·············146 1424
niàojiǎn 尿检·············146 1428
niàoliàng 尿量············148 1439
niàolù gǎnrǎn 尿路感染·······148 1440
niàopiàn 尿片·········26 244·29 268
niàopín 尿频·············172 1674
niàoshījìn 尿失禁··········147 1432
niàosuān 尿酸·············147 1431
niàotáng 尿糖············147 1434
niègǔ 颞骨··············114 1115
niējiān 捏肩·············36 336
nièyè 颞叶·············115 1116
nìfán 腻烦···············3 14
níngméndgsuān 柠檬酸········53 508
niǔjīn 扭筋·············101 983
niǔkòu 纽扣·············182 1773
niúpíxuǎn 牛皮癣···········43 408
niǔshāng 扭伤·····53 510·151 1474·1475
NK xìbāo NK 细胞··········23 216
nóng 脓··············21 196

nóngbāobìng 脓包病··········139 1358
nóngpào 脓疱·············154 1496
nóngxuèzhèng 浓血症·········157 1534
nòngzāng 弄脏·············204 1985
nóngzhǒng 脓肿·······27 252·133 1300
nuǎnbǎobao 暖宝宝···········33 305
nüèji 疟疾··············187 1822
nùhuǒ- zhōngshāo 怒火中烧······36 337
Nuòrú bìngdú 诺如病毒········156 1519
nùshàng- xīntóu 怒上心头······191 1867

O

ǒutù 呕吐···············25 231
ǒutù(cóng zuǐlǐ) 呕吐(从嘴里)·····159 1551
ǒuxuè 呕血·············139 1351

P

pá 爬···········155 1514·158 1543
pā 趴················164 1602
pàguāng 怕光·············186 1818
páibiàn 排便········27 251·158 1542
páihuái 徘徊·············157 1531
páiniào 排尿·············158 1539
páiniàotòng 排尿痛·········158 1540
páinóng 排脓·············158 1541
páixiè 排泄·············158 1535
Pàjīnsēnbìng 帕金森病········156 1523
pàlěngzhèng 怕冷症·········166 1617
pàng 胖···············174 1701
pàng dūdū 胖嘟嘟···········175 1708

278

pángguāng 膀胱 …………………………179 1749
pángguāngyán 膀胱炎 ……………………179 1750
pánghuáng 彷徨 …………………………185 1803
pánshān 蹒跚 ………………………………9 75
pāntuōluòkè 潘妥洛克 …………………166 1615
pànwàng 盼望 ……………………………120 1174
pǎo 跑 ………………………………………160 1563
pǎobù 跑步 ………………………91 883・160 1563
pàozǎo 泡澡 …………………30 282・202 1969
pàozhěn 疱疹 ……………………………178 1739
pèifú 佩服 …………………………………42 401
péihù 陪护 ………………………130 1265・1266
péihù rényuán 陪护人员 ………………41 391
pēng rán xīn dòng 怦然心动 …………193 1886
pèngshang 碰上 …………………………174 1694
pēngtiáo 烹调 ……………………………128 1250
pēnjì 喷剂 ………………………………103 1006
pēntì 喷嚏 …………………………………53 511
pényù 盆浴 ………………………………202 1970
pì 屁 …………………………28 263・35 325
piān tóutòng 偏头痛 ……………………179 1743
piànjì 片剂 ………………………………140 1368
piānpiān dǎodǎo 偏偏倒倒 ……………175 1712
piānshí 偏食 ……………………………179 1742
piānzhíkuáng 偏执狂 ……………………164 1601
piánzhītǐ 胼胝体 ………………………154 1498
piàolìngtǐ 嘌呤体 ………………………176 1714
pífá 疲乏 …………………………………130 1264
pífū 皮肤 …………………161 1568・169 1649
pífū'ái 皮肤癌 …………………………169 1652

pífūkē 皮肤科 …………………………169 1651
pífūyán 皮肤炎 …………………………169 1650
pìgu 屁股 ………26 245・93 903・135 1320
pìgu zhuódì shuāidǎo 屁股着地摔倒…93 907
píjuàn 疲倦 ………………130 1264・171 1670
píláo 疲劳 …………………54 518・171 1670
píngchē 平车 ……………………………103 1002
píngtǎng 平躺 ……………………………2 8
píngxī 平息 ………………………………14 128
píngxīn jìngqì 平心静气 ………………99 962
pīnmìng 拼命 ……………………………15 138
pínxuè 贫血 ……………………………171 1673
píqi 脾气 …………………………………42 397
píxià zhùshè 皮下注射 …………………166 1619
pízàng 脾脏 ……………………………168 1634
pòshāngfēng 破伤风 ……………………160 1562
pōufùchǎn 剖腹产 ………………………133 1292
pǔ de bànle yījiāo 蹼地绊了一跤 …162 1578
pútáotáng 葡萄糖 ………………………174 1698

Q

qǐ shīzhěn 起湿疹 …………………………82 798
qǐ shuǐpào 起水泡 ………………………189 1839
qiàgǔ 髂骨 ………………………………127 1243
qián 前 …………………………………184 1799
qiánbì 前臂 ……………………………112 1095
qiáné 前额 ……………………………168 1635
qiánfú qī 潜伏期 ………………………111 1086
qiánfúxìng gǎnrǎn 潜伏性感染 ………111 1085
qiàng 呛 ………………………………193 1878

qiángdù 强度 …………………………132 1283
qiǎngjiù 抢救 ……………………………25 228
qiángpòxìng shénjīng bìng 强迫性神经病
　………………………………………50 475
qiángpòzhèng 强迫症 …………………50 474
qiàngtòng 呛痛 …………………………84 815
qiàngyē 呛噎 …………………………193 1878
qiánjìn 前进 ……………………………101 985
qiánjiùchǐ 前臼齿 ………………………89 860
qiánlièxiàn 前列腺 ……………………112 1091
qiánlièxiàn féidàzhèng 前列腺肥大症
　………………………………………112 1094
qiánlièxiàn yán 前列腺炎 ……………112 1092
qiánlièxiàn'ái 前列腺癌 ………………112 1093
qiánmiàn 前面 …………………………184 1799
qiànshēn 欠身 …………………………125 1223
qiǎnshuì 浅睡 …………………………210 2039
qiánxuè 潜血 …………………………109 1066
qiánzhào 前兆 …………………………111 1079
qiāo 敲 ……………………………………20 181
qǐbóqì 起搏器 …………………………177 1724
qìchuǎn 气喘 …………………12 106・111 1077
qìchuǎn xūxū 气喘吁吁 ………………156 1524
qǐchuáng 起床 …………………26 238・206 2008
qìde fāhūn 气得发昏 ………………………7 53
qìduǎn 气短 ……………………………12 106
qiē 切 ……………………………………51 488
qièchǐ 切齿 ……………………………108 1054
qiēduàn(diànyuán, méiqì děng) 切断(电源,
　煤气等)………………………………60 572

279

qiēk——ruǎn

qiēkāi páinóng 切开排脓 …………107 1046
qiēshāng 切伤 …………………51 485
qīfu 欺负 ……………………14 120
qìguǎn 气管 …………………45 430
qìguān yízhí 器官移植 ……113 1100
qǐle gēda 起了疙瘩 …………174 1696
qǐlì 起立 ……………………119 1161
qīngbān 青斑 …………………2 7
qíngbù- zìjīn de luòlèi 情不自禁地落泪
………………………………184 1793
qīngchūndòu 青春痘 ………144 1408
qīngdàn 清淡 …………7 57·74 717
qīngguāngyǎn 青光眼 ………208 2024
qīngjié yǎngòu 清洁眼垢 …196 1911
qíngkuàng 情况 …52 502·128 1244
qīngméisù 青霉素 …………178 1732
qīngqīng chǔchǔ 清清楚楚 …9 72
qīngqīng sǎngzi 清清嗓子 …107 1042
qīngshuǎng 清爽 ……………74 718
qīngsōng 轻松 ………………50 483
qīngwēi téngtòng 轻微疼痛 …78 756
qīngwēi téngtòng(guāng děng yǐnqǐ de) 轻微
疼痛(光等引起的)………124 1204
qíngxù jízào 情绪急躁 ………17 150
qīngxǐ jiǎyá 清洗假牙 ………17 155
qíngxù 情绪 …………………42 399
qíngxù bùhǎo 情绪不好 ……48 457
qíngxù bùjiā 情绪不佳 ………46 436
qīngzǐ 青紫 …………………123 1203
qīnpèi 钦佩 …………………42 401

qīnqiè 亲切 …………………97 939
qiónglóng 穹窿 ……………152 1480
qǐshēn 起身 …………………25 235
qìshìyán 憩室炎 ……………58 556
qiúdànbái 球蛋白 ……………57 550
qiūnǎo 丘脑 …………………80 770
qǐyè pínlǜ 起夜频率 …………26 237
qǔ niàoyàng 取尿样 …………73 702
quǎnchǐ 犬齿 ………………64 619
quángǔ 颧骨 ………………183 1787
quánmiàn kānhù 全面看护 …43 409
quánmiàn tǐjiǎn 全面体检 …148 1442
quánshēn 全身 ……………110 1074
quánshēn fāruǎn 全身发软 …39 365
quánshēn mázuì 全身麻醉 …110 1076
qǔchǐ 龋齿 …………………192 1875
qùdiào yáshí 去掉牙石 ………80 778
quèbān 雀斑 ………………115 1123
qūgàn 躯干 …………………137 1334
qǔnuǎn 取暖 …………………6 43
qúnzi 裙子 …………………100 974
qùshì 去世 …………………142 1388
qǔxià 取下 …………………161 1566
qǔyàochù 取药处 …………200 1952

R

rǎnsètǐ 染色体 ……………110 1073
rǎnshàng 染上 …21 191·43 411
ráogǔ 桡骨 …………………136 1329
rè 热 …………………………6 44

rè'ài 热爱 ……………………2 5
rèhūhū 热乎乎 …6 42·181 1764
rèliàng 热量 …………………39 374
rèndài 韧带 …………………98 949
réngōng gāngmén 人工肛门 …95 923
réngōng hūxī 人工呼吸 ……95 924
réngōng hūxīqì 人工呼吸器 …95 925
réngōng tòuxī 人工透析 ……95 926
rènjìn 韧劲 …………………68 659
rénlèi miǎnyì quēxiàn bìngdú 人类免疫缺陷
病毒 ………………………22 206
rènshēn fǎnyìng 妊娠反应 …132 1285
rènxìng 任性 ………………211 2048
rènzhēn 认真 ………………185 1804
rèqíng 热情 …………………97 939
rèshuǐ 热水 …………………30 281
rèshuǐdài 热水袋 …………201 1961
rèténgténgde 热腾腾的 ………7 55
Rh yīnxìng xuèxíng Rh 阴性血型 …2 1
rìcháng huódòng 日常活动 …145 1410
rìjiān hùlǐ 日间护理 ………132 1291
rìtuō fúwù 日托服务 ………133 1296
ròudúgǎnjūn 肉毒杆菌 ……183 1782
róuhé 柔和 …………………200 1947
róujiān 揉肩 …………………36 336
rǔ'ái 乳癌 …………………145 1416
ruǎn 软 ……………………201 1955
ruǎn'è 软腭 ………………143 1399
ruǎngāo 软膏 ………………143 1398
ruǎngǔ 软骨 ………………144 1401

280

rǔch——shén

rǔchǐ 乳齿 ·············145 1417
rùchuāng 褥疮·········91 888・139 1353
rúdòng 蠕动·············111 1081
rǔfáng 乳房
　　　·124 1211・125 1215・146 1421
rǔfáng wēncún liáofǎ 乳房温存疗法
　　　·············146 1422
rǔfáng zàoyǐngshù 乳房造影术······188 1832
rǔgāo 乳膏·············56 541
rúhé 如何·············137 1331
rǔshuāng 乳霜·············56 541
rǔtóu 乳头·········124 1209・146 1420
rǔxiàn 乳腺·············145 1418
rǔxiànyán 乳腺炎·············146 1419
rǔyá 乳牙·············145 1417

S

sǎ 洒·············70 675
sāibāngzi 腮帮子·············183 1781
sāixiàn 腮腺·············77 744
sǎnguāng 散光·············205 2001
sǎngzi 嗓子·············154 1500
sǎngzi gěngsè 嗓子哽塞·············155 1506
sǎngzi hūhū de xiǎng 嗓子呼呼地响
　　　·············155 1508
sǎngzi kě 嗓子渴·············154 1503
sǎngzi téng 嗓子疼·············154 1501
sǎngzi yǎle 嗓子哑了·············154 1504
sǎngziyán bèi dūle de gǎnjué 嗓子眼被堵了的
　　感觉·············155 1510

sāniào 撒尿·············26 242
sǎnjì 散剂·············70 674
sānjiǎojī 三角肌·············75 727
sànsànxīn 散散心·············47 451
sàoyǎng 瘙痒·············114 1110
sè 涩·············84 810
sèmáng 色盲·············78 749
sèsè fādǒu 瑟瑟发抖·············35 333
shābù 纱布·············31 286
shài de hēiyǒuyǒu 晒得黑黝黝···186 1812
shàn 疝·············178 1737
shāng 伤·········46 438・59 563
shàng cèsuǒ 上厕所·············136 1321
shàng hégǔ 上颌骨·············88 856
shàng hūxīdào 上呼吸道·············89 859
shāngbā 伤疤·············46 439
shàngbànshēn 上半身·············90 875
shàngbì 上臂·············91 880
shàngchún 上唇·············22 199
shàngfèi 上肺·············91 879
shāngfēng 伤风·············35 328
shānghài 伤害·············15 133
shānghán 伤寒·········125 1216・128 1248
shànghuǒ 上火·············155 1513
shāngkǒu 伤口·············46 440
shàngqiāng jìngmài 上腔静脉·············90 870
shàngwàn 上腕·············91 880
shàngyǐnzhèng 上瘾症·············14 124
shāngyuán 伤员·············59 566
shāngzhòng 伤重·············86 834

shànqì 疝气·············178 1737
shànshí zhìliáo 膳食治疗·············91 885
shǎnyāo 闪腰·············47 447
shànyú jiāojì de 善于交际的·············49 471
shāoshāng 烧伤·············200 1945
shāoxīn 烧心·············193 1887
shǎyǎn 傻眼·············194 1894
shāyǎn 沙眼·············140 1362
shé’ái 舌癌·············108 1048
shégǔ 舌骨·············108 1053
shèhuì fúlì gōngzuò rényuán 社会福利工作人
　　员·············114 1111
shèhuì gōngzuòzhě 社会工作者·······58 561
shēn hūxī 深呼吸·············95 927
shèn jiéshí 肾结石·············97 944
shèn tòuxī 肾透析·············98 954
shènbìng 肾病·············150 1462
shēng rùchuāng 生褥疮·············139 1354
shēngdài 声带·············106 1028
shēnghuó xíguàn xiāngguān chéngrénbìng 生
　　活习惯相关成人病·············104 1016
shēngjiécháng 升结肠·············89 862
shèngōngnéng shuāijié 肾功能衰竭····99 959
shēngqì 生气
　　　·26 241・164 1600・193 1880
shēngzhíqì 生殖器·············105 1017
shēngzhǔdòngmài 升主动脉·············89 863
shénhún diāndǎo 神魂颠倒·············20 187
shénjīng 神经·············95 920
shénjīng kē 神经科·············105 1022

281

shén——shuā

shénjīng shuāiruò 神经衰弱 ········152 1476
shénjīng zhàng'ài 神经障碍 ·········95 921
shénjīngcóng 神经丛 ················95 922
shénjīngxìng yànshízhèng 神经性厌食症
 ·······························50 481
shénqīng qìshuǎng 神清气爽 ·····105 1026
shēnshang fālěng 身上发冷
 ···················25 234・75 723
shènshàngxiàn 肾上腺 ·········172 1681
shènshuāijié 肾衰竭 ·············99 959
shēntǐ 身体 ····················38 363
shēntǐ chàndǒu(yīn jīngxià huò jǐnzhāng ér)
 身体颤抖(因惊吓或紧张而)·······34 315
shēntǐ yáohuàng 身体摇晃 ·······39 366
shènyán 肾炎 ···················94 917
shēnyín 呻吟 ····················21 197
shènzàng 肾脏 ···················97 941
shènzàngbìng 肾脏病 ·············97 946
shēnzhǎn tǐcāo 伸展体操 ········103 1001
shénzhì hūnmí 神智昏迷 ··········45 426
shénzhì móhū 神志模糊 ··········13 117
shétou 舌头 ····················81 782
shǐ téngtòng 使疼痛 ·············15 133
shídào 食道 ····················92 890
shíèrzhǐcháng 十二指肠 ·········86 835
shíèrzhǐcháng kuìyáng 十二指肠溃疡
 ·······························86 836
shīfū 湿敷 ···············83 800・801
shígāo 石膏 ····················48 454
shíguǎn 食管 ···················92 890

shìhé 适合 ····················144 1403
shíjiān 时间 ····················77 746
shǐjìn 使劲 ·····················47 452
shījìn 失禁
 ······30 276・82 792・793・199 1936
shījìnkù 失禁裤 ·················82 794
shǐjìnr 使劲儿 ·················206 2005
shìjué móhū 视觉模糊 ··········194 1890
shìlì 视力 ·····················93 908
shìlì móhu 视力模糊 ············77 743
shíliáo 食疗 ····················91 885
shìlìbiǎo 视力表 ················94 909
shīmáojīn 湿毛巾 ···············26 243
shīmián 失眠 ··················175 1706
shìmián fāzuò 嗜眠发作 ········143 1396
shīmiánzhèng 失眠症 ··········175 1707
shīmíng 失明 ···················83 803
shīnéng lǎorén 失能老人
 ···············149 1455・202 1972
shīqù zhījué 失去知觉···45 426・186 1817
shīshén 失神 ···················82 796
shìshénjīng 视神经 ··············80 772
shìshénjīng wěisuō 视神经萎缩 ···80 773
shìshì 逝世 ···················142 1388
shīwàng 失望 ·······36 338・83 802
shìwǎngmó 视网膜 ·············198 1926
shìwǎngmó bìngbiàn 视网膜病变···198 1928
shìwǎngmó tuōluò 视网膜脱落 ····198 1929
shíwù xiānwéi 食物纤维 ·········92 891
shíwù zhòngdú 食物中毒 ········92 889

shìxìng zǎobó 室性早搏 ·········96 932
shìyā 释压 ·····················88 850
shìyě 视野 ·····················84 818
shǐyòng zhùxíngqì 使用助行器 ····181 1770
shíyù bùzhèn 食欲不振 ··········92 895
shīyǔzhèng 失语症 ··············82 795
shīzhěn 湿疹 ···················82 797
shízhǐ 食指 ···················168 1642
shòu 瘦 ·············200 1949・1950
shǒu 手 ·······················132 1287
shòu huānyíng de 受欢迎的 ·······100 977
shòu zhòngshāng 受重伤 ·········86 833
shǒubèi 手背 ··················134 1306
shǒubì 手臂 ····················21 192
shǒugǎn 手感 ··················161 1570
shòuruò 瘦弱 ···················61 590
shòushāng 受伤 ·················59 567
shòushìzhě 受试者 ·············167 1628
shǒushù 手术 ···················87 841
shǒushùshì 手术室 ··············87 842
shǒushùtái 手术台 ··············87 844
shǒuwàn 手腕 ··················133 1301
shǒuzhàng 手杖 ····102 993・129 1261
shǒuzhǎng 手掌 ················134 1307
shǒuzhǐ 手指 ·······134 1308・202 1965
shǒuzhǐtou 手指头 ·············134 1308
shǒuzú 手足 ···················132 1288
shǒuzúkǒubìng 手足口病 ········132 1289
shuā(yá) 刷(牙) ···············188 1836
shuāi 摔······71 689・119 1157・135 1316

shuā——tǎng

shuāi pìgu dūnr 摔屁股蹲儿 ········93 907
shuāidǎo 摔倒
 ······71 689・119 1157・135 1315・1316
shuāijiāo 摔跤
 ······71 689・119 1157・135 1316
shuāilǎo 衰老 ················210 2044
shuāiruò 衰弱 ······61 590・205 1997
shuāngbì 双臂 ················207 2019
shuǎngkuài 爽快 ················74 718
shuǎngkuài(shēnxīn) 爽快(身心) ···102 991
shuāngyǎn 双眼 ················208 2021
shuāngyǎngshuǐ 双氧水 ········26 236
shuāngyǎnpí 双眼皮 ············173 1691
shuānjì 栓剂 ···················75 725
shuāyá 刷牙 ···················165 1609
shūchàng 舒畅
 ···50 483・102 990・991・155 1512
shūchàng de 舒畅的 ············48 460
shūfu 舒服 ······48 458・68 660・102 990
shūfu de 舒服的 ··············48 460
shūfu qǐlái 舒服起来 ············205 2000
shuì 睡 ·····················151 1472
shuì de hěnxiāng 睡得很香 ·······55 525
shuì lǎnjiào 睡懒觉 ······4 22・150 1463
shuìde bùhǎo 睡得不好 ·········112 1087
shuìde hěnhǎo 睡得很好 ········207 2020
shuìde xiāngtián 睡得香甜 ········104 1010
shuǐdòu 水痘 ········100 971・189 1840
shuìjiào 睡觉 ·················151 1473
shuìjiào zháoliáng 睡觉着凉 ······150 1461

shuìmíhu 睡迷糊 ··············150 1465
shuǐpào 水疱 ·················100 972
shuìxǐng 睡醒 ··················26 238
shuìyì 睡意 ···················151 1469
shuìyī 睡衣 ···················150 1466
shùkǒu yào 漱口药 ·············19 170
shùkǒuyè 漱口液 ··············19 170
shúliàn 熟练 ··················143 1397
shūniàoguǎn 输尿管
 ······146 1425・147 1430・201 1963
shūniàoguǎnshí 输尿管石 ········146 1426
shuō húhuà 说胡话 ············22 200
shuōhuǎng 说谎 ···············20 179
shūshì 舒适 ··················205 1999
shūshū fúfú 舒舒服服 ···········156 1521
shúshuì 熟睡 ···················86 838
shūtóu 梳头 ···················38 357
shūxuè 输血 ·········201 1959・1960
shūyè 输液 ···················135 1314
sǐqù 死去 ····················83 806
sīsī lālā de téng 丝丝拉拉地疼 ····78 756
sīsuǒ 思索 ····················29 274
sǐwáng 死亡 ···················83 806
sǐxīn 死心 ······················3 13
sīyǎ 嘶哑 ·····················68 655
sìzhī 四肢 ···················132 1288
sìzhī wúlì 四肢无力 ············120 1171
sōngchí 松弛 ·················208 2026
sōngde 松的 ·················202 1971
sōngguǒtǐ 松果体 ···············88 857

suān 酸 ·····················102 992
suāntòng 酸痛 ················122 1186
suì dǎnshí shù 碎胆石术 ········123 1196
sǔnshāng 损伤 ··················15 133
suǒgǔ 锁骨 ····················73 709
suǒgǔxià jìngmài 锁骨下静脉 ·····74 711
suōshǒusuōjiǎo 缩手缩脚 ········13 115
suōtóu suōnǎo 缩头缩脑 ········13 115
sūxǐng 苏醒 ····················13 118

T

tā de tǎng xiàqù 塌地躺下去 ·······139 1357
táixiǎn 苔藓 ··················139 1358
tàiyángxué 太阳穴 ··············71 681
tán 痰 ······················122 1188
tán qiǎzài hóulónglǐ 痰卡在喉咙里
 ···························122 1190
tándǔ 痰堵 ···················122 1190
tàng 烫 ···············7 56・38 364
tǎng 躺 ·····················204 1986
tángfèn 糖分 ·················138 1343
tángjiāng 糖浆 ··················94 913
tángniào 糖尿 ················137 1337
tángniàobìng 糖尿病 ···········137 1339
tàngshāng 烫伤 ···············200 1945
tàngshāng de dìfang yīzhènzhèn de téng 烫伤
 的地方一阵阵地疼 ············200 1946
Tángshì zōnghézhèng 唐氏综合症
 ···························118 1152
tǎngxià 躺下 ·················204 1986

283

tāng——tuǐd

tāngyào 汤药·········110 1070
tángyuán 糖原·········57 543
tānhuàn 瘫痪·········127 1235
tānruǎn 瘫软·········55 528
tànshì 探视·········189 1848・197 1919
tànshì shíjiān 探视时间·········197 1920
tǎnshuài 坦率·········103 1003
tànshuǐ huàhéwù 碳水化合物·········122 1194
tānshuì wǎnqǐ 贪睡晚起·········150 1463
tànwàng de kèrén 探望的客人·········189 1847
tāo ěrduo 掏耳朵·········190 1851
tàoguān 套冠·········56 537
tǎoyàn 讨厌·········16 148
tàshí 踏实·········185 1804
tātīng 他汀·········101 986
téng 疼·········14 125・19 177
téng (shāngkǒu huò xīn) 疼(伤口或心)·········20 178
téngtòng 疼痛·········14 125・15 132
tèxiàoyào 特效药·········139 1356
tèyìngxìng píyán 特应性皮炎·········8 60
tī 踢·········63 608
tǐ zhīfánglǜ 体脂肪率·········117 1138
tì (húxū) 剃(胡须)·········115 1124
tián 甜·········8 67
tiǎn 舔·········143 1394
tiānhuā 天花·········135 1318
tiānluàn 添乱·········197 1923
tiào 跳·········139 1359
tiáohén 条痕·········190 1853

tiáozhī 调脂·········79 766
tiě 铁·········134 1304
tiě chuāngkǒutiē 贴创口贴·········165 1614
tiē de yào 贴的药·········165 1606
tǐjiǎn 体检·········98 950
tǐlì 体力·········118 1151
tǐnèi zhīfáng 体内脂肪·········117 1137
tīngdejiàn 听得见·········46 437
tīnglì 听力·········128 1251
tīnglì jiàngdī 听力降低·········128 1252
tīnglì jiǎntuì 听力减退·········128 1252
tíngzhěn 停诊·········49 465
tīngzhěn 听诊·········128 1245
tīngzhěnqì 听诊器·········128 1246
tíshén 提神·········196 1913
tǐwēn 体温·········116 1130
tǐwēnbiǎo 体温表·········116 1131
tìxū 剃须·········167 1626
tǐyè 体液·········116 1128
tǐzhì 体质·········117 1136
tǐzhòng 体重·········117 1139
tōngbiàn 通便·········179 1744
tòngfēng 痛风·········129 1260
tóngkǒng 瞳孔·········136 1327・168 1643
tòngkǔ 痛苦·········57 545
tòngkǔ de zhídǎgǔn 痛苦得直打滚·········154 1499
tòngkuài 痛快·········105 1026・193 1883
tóngqíng 同情·········137 1332
tóngqíngxīn 同情心·········29 273

tóngrén 瞳仁·········168 1643
tòngtòngbìng 痛痛病·········14 126
tóngyì 同意·········136 1322
tóu 头·········6 45
tóu téng yù liè 头疼欲裂·········6 46
tóu wēngwēng xiǎng 头嗡嗡响·········7 50
tóu yīzhèn yòu yīzhèn de zhàngtòng 头一阵又一阵地胀痛·········7 50
tóu yūnyūn 头晕晕·········6 47
tóubù 头部·········6 45・138 1341
tóufa 头发·········38 355・356・137 1340
tóufa tuōluòzhèng 头发脱落症·········120 1170
tóugàigǔ 头盖骨·········100 975・136 1323
tóuhūn nǎozhàng 头昏脑胀·········6 48・155 1513
tóuhūn yǎnhuā 头昏眼花·········6 49・56 540
tòumíngzhì suān 透明质酸·········166 1616
tòushì 透视·········136 1330
tóuténg 头疼·········101 987・102 988
tóuténgyào 头疼药·········102 989
tóutòng 头痛·········101 987・102 988
tòuxī 透析·········137 1333
tóuyūn 头晕·········7 51・196 1909
tú 涂·········149 1448
tù 吐·········159 1551
tú ruǎngāo 涂软膏·········144 1400
tú rǔshuāng 涂乳霜·········56 542
tuǐ 腿·········4 24
tuǐ chōujīn 腿抽筋·········4 28
tuǐdùzi 腿肚子·········173 1686

284

tuǐdùzi chōujīn 腿肚子抽筋 ·········70 680
tuífèi 颓废·············36 339
tuìrètiē 退热贴 ·············63 605
tuìshāoyào 退烧药 ·············63 604
tūn wèijìng 吞胃镜 ·············12 101
túnbù 臀部 ·········26 245·135 1320
tūnxià 吞下 ·············156 1516
tūnxià hěn kùnnan 吞下很困难 ·······24 219
tūnyàn kùnnán 吞咽困难 ·······155 1510
tuō(yīfu) 脱(衣服) ·········148 1445
tuōfàzhèng 脱发症 ·········120 1170
tuōluò xiàlái(yīfuděng) 脱落下来(衣服等)
 ·············148 1446
tuòmo 唾沫 ·········118 1153·130 1272
tuōpí 脱皮·············40 376
tuōshuǐ zhèngzhuàng 脱水症状 ······120 1169
tuōwèi 脱位 ·············120 1167
tuōxié 拖鞋 ·············104 1012
tuòyè 唾液 ·········118 1153·130 1272
tuòyèxiàn 唾液腺 ·············118 1154
tuōyī 脱衣 ·············120 1165
túshàng féizào 涂上肥皂 ·········108 1051
tǔtán 吐痰 ·············123 1201

W

wā ěrshǐ 挖耳屎 ·············190 1851
wài'ěryán 外耳炎 ·············32 295
wàiěrdào 外耳道 ·············32 296
wàifūyào 外敷药 ·············148 1447
wàikē 外科·············59 564

wàikē yīshēng 外科医生 ·············59 565
wàishāng 外伤 ·············32 297
wàiyǎnjiǎo 外眼角 ·······31 290·195 1901
wàiyīn bù 外阴部 ·············31 289
wàngdiào 忘掉 ·············211 2056
wàngjì 忘记 ·······198 1934·211 2056
wǎngmóyán 网膜炎 ·········198 1927
wàngǔ 腕骨 ·············87 839
wàngxiǎngkuáng 妄想狂 ·········164 1601
wǎnqī 晚期·············186 1810
wánquán jiānhù 完全监护 ·········43 409
wǎnshang 晚上 ·········205 1993
wányào 丸药 ·············44 419
wànzi 腕子 ·············133 1301
wāwāde xiǎng ǒutù 哇哇地想呕吐 ·····59 562
wàzi 袜子 ·············55 524
wèi 胃 ·············11 91
wèi 畏 ·············195 1900
wèi bùxiāohuà 胃不消化 ·············12 102
wèi cìtòng 胃刺痛 ·············11 96
wèi nèishìjìng 胃内视镜 ·············12 99
wèi shénme 为什么 ·············137 1331
wèi xiāohuà bùliáng 胃消化不良 ······16 147
wèi xīròu 胃息肉 ·············16 146
wèi zhuórè 胃灼热 ·············193 1887
wèi'ái 胃癌 ·············12 103
wèibù jiǎotòng 胃部绞痛 ·············11 97
wèidànbáiméiyuán 胃蛋白酶原 ····178 1734
wèidào dàn 味道淡 ·············4 25
wèidào nóng 味道浓·············4 26

wěigē 伟哥 ·············157 1527
wěigǔ 尾骨 ·············167 1630
wèiguāng 畏光 ·············186 1818
wèihé 为何 ·············137 1331
wēijí zhuàngtài 危急状态 ·········47 448
wèijìng 胃镜 ·············12 99
wèijìngluán 胃痉挛 ·············13 111
wèijué 味觉 ·············188 1835
wèikǒu 胃口 ·············92 892
wèikǒu bùhǎo 胃口不好 ·············92 894
wèikuìyáng 胃溃疡 ·············11 95
wèilǐ jīshí 胃里积食 ·············16 147
wéinán 为难 ·············70 678
wěiqū 委屈 ·············56 533
wèirè 胃热 ·············193 1887
wéishēngsù 维生素 ·········168 1636
wèishǒu- wèiwěi 畏首畏尾
 ·············13 116·167 1624
wèisuān guòduō 胃酸过多 ·········13 113
wèisuō 畏缩 ·············13 115
wèitòng 胃痛 ·············15 137
wēixiǎnde 危险的·············8 64
wèiyán 胃炎 ·············11 94
wèiyào 胃药 ·············13 110
wèiyè 胃液 ·············11 93
wēizhǒng 微肿 ·············165 1607
wēn 温 ·············6 42·44
wénjìng 文静 ·············28 257
wēnshùn 温顺 ·········200 1947
wènzhěn 问诊 ·············199 1937

285

wènz——xiǎo

wènzhěndān 问诊单 ……………………199 1938
wěnzhòng 稳重 ……………………27 250
wòbìng bùqǐ 卧病不起 ……………149 1454
wòchuáng bùqǐ 卧床不起 ……149 1453・1454
wòchuáng bùqǐ de lǎorén 卧床不起的老人
……………………………………149 1455
wòwèi 卧位 ……………………………31 288
wǔ 捂 ……………………………………134 1305
wùhuì 误会 ……………………………68 656
wùjiě 误解 ……………………………68 656
wújīng- dǎcǎi 无精打采 ……65 623・92 896
wújūn shābù 无菌纱布 ……………195 1904
wùlǐ zhìliáoshī 物理治疗师 ………206 2004
wúliáo 无聊 …………116 1134・117 1135
wùliáo 物疗 ……………………………174 1697
wúmíngzhǐ 无名指 …………………54 514
wúniào 无尿 ……………………………147 1438
wúshì 无视 ……………………………192 1874
wúyìzhōng 无意中 …………………20 184
wùzhěn 误诊 ……………………………69 663

X

X guāng X 光 ……………………………210 2040
xī 硒 ……………………………………109 1063
xī 膝 ……………………………………167 1631
xǐ jiǎyá 洗假牙 ……………………17 155
xǐ línyù 洗淋浴 ……………………85 828
xǐ shēntǐ 洗身体 ……………………39 367
xǐ shēnzi 洗身子 ……………………39 367
xǐ tóufà 洗头发 ……………………111 1084

xià 吓 ……………………………………28 259
xià fùbù 下腹部 ……………………37 349
xià yītiào 吓一跳
………162 1579・166 1623・168 1639
xiàba 下巴 ……………………………4 20
xiàbākē 下巴颏 ……………………81 783
xiàbànshēn 下半身 ………………37 347
xiàchún 下唇 ………………………81 786
xiàdāi 吓呆 …………………………3 16
xiàdì 下地 ……………………………177 1728
xiàdūn 下蹲 …………………………85 821
xiàhé 下颌 …………………………4 20
xiàkē 下颏 …………………………81 783
xián 咸 ………………………………77 740
xiàng 向 ……………………………192 1870
xiǎng 想 ………………29 274・40 381
xiǎng ǒutù 想呕吐 ………………159 1548
xiàng piāoqǐlái shìde tóuyūn 像飘起来似的头
晕……………………………………176 1720
xiǎng shuìjiào 想睡觉 ……………151 1470
xiàng zhēnzhā yīyàng téngtòng 像针扎一样疼
痛……………………………………124 1205
xiānggǎngjiǎo 香港脚 ……………189 1841
xiàngjiāo 橡胶 ………………………70 679
xiāngjiǎyá 镶假牙 …………………17 156
xiāngpēnpēn 香喷喷 ……………176 1721
xiàngpígāo 橡皮膏 ………………165 1612
xiàngrì hùlǐ 向日护理 ……………132 1291
xiǎngshòu 享受 ……………………121 1175
xiǎngtù 想吐 …………191 1866・192 1868

xiāngxìn 相信 ………………………96 935
xiàngyázhì 象牙质 ………………114 1106
xiànliú 腺瘤 ………………………110 1071
xiànrù kǒnghuāng 陷入恐慌 ……164 1596
xiánshuǐ 涎水 ……………………204 1988
xiāntiānxìng quēxiàn 先天性缺陷 …111 1080
xiánwèi 咸味 …………………………77 739
xiānwéi jītòng 纤维肌痛 …………109 1064
xiānwéijìng 纤维镜 ………………172 1676
xiánwù 嫌恶 …………………………50 482
xiànxuè 献血 …………………………64 612
xiànyàng zēngzhítǐ 腺样增值体 ……7 59
xiànyú bìngwēi 陷于病危 …………47 449
xiànzhìshí 限制食 ………………105 1019
xiào 笑 ………………………………212 2058
xiǎo'érmábì 小儿麻痹 ……90 873・183 1789
xiǎobiàn 小便 ………………………26 242
xiǎocháng 小肠 ……………………90 871
xiāochú jǐnzhāng zhuàngtài 消除紧张状态
……………………………………103 1000
xiàochuǎn 哮喘 ……………………111 1077
xiāodú shāngkǒu 消毒伤口 ………46 442
xiǎodùzi 小肚子 ……………………81 787
xiǎofù 小腹 …………………………81 787
xiāohuà bùliáng 消化不良 ………88 858
xiāohuàkē 消化科 …………………88 855
xiāohuàqìguān 消化器官 …………88 854
xiàomīmī de 笑眯眯的 ……………145 1409
xiǎonǎo 小脑 ………………………90 874
xiǎoshé 小舌 ………………………155 1509

xiāoshòu 消瘦 …………………………61 590
xiàoshùn 孝顺 …………………………30 277
xiǎotuǐ 小腿 ………35 330・103 1004
xiǎotuǐdù 小腿肚 …………………173 1686
xiǎoxīn 小心 …………………………51 492
xiāoyán 消炎 …………………………24 222
xiāoyányào 消炎药 …37 346・88 851
xiǎozhǐ 小趾 …………………………71 682
xiǎozhǐ 小指 …………………………71 683
xiàzhī 下肢 …………………………34 322
xìbāo 细胞 …………………………73 704
xǐbùzìjīn 喜不自禁 …………………19 172
xǐdí 洗涤 …………………………110 1072
xié 鞋 …………………………………55 523
xiě 血 …………………………………123 1202
xiéfāngjī 斜方肌 …………………114 1108
xièjué fǎngkè 谢绝访客 …………197 1921
xièqì 泄气 …………………………51 491
xiéshì 斜视 …………………………85 822
xièshuǐbǎn 泄水板 ………………103 1005
xiétiáo de 协调的 …………………49 471
xiēxi 歇息 …………………………200 1948
xièyā 泄压 …………………………88 850
xièyào 泻药 …………………………59 569
xǐfàjì 洗发剂 ………………………86 829
xǐfàmào 洗发帽 ……………………86 830
xǐfàyè 洗发液 ………………………86 829
xīgài 膝盖 …………………………167 1631
xīgàigǔ 膝盖骨 ……………………82 789
xíguàn 习惯 ………………………143 1397

xīguǎn 吸管 ………………………159 1550
xǐhào 喜好 ……………2 5・101 979
xǐhàode 喜好的 …………………100 977
xǐhuānde 喜欢的 ………………100 977
xǐjìng 洗净 ………………………110 1072
xīlǐ hūtú 稀里糊涂 …………………19 171
xǐliǎn 洗脸 …………33 310・109 1065
xīn 锌 …………………………………2 6
xīn 心 …………………………………69 661
xīn tūtū de tiào 心突突地跳 ………193 1885
xīnbódòng 心搏动 …………………98 957
xīndiàntú 心电图 …………………98 953
xīnfán 心烦 …………………………17 150
xǐng bítì 擤鼻涕 …………………163 1594
xìngbìng 性病 ……………………106 1029
xīngfèn 兴奋 …………………………19 173
xīngfèn(yīn xǐyuè huò qīdài dēng ér) 兴奋(因
    喜悦或期待等而) ………………211 2055
xìngfú 幸福 …………………………76 734
xìngjí 性急 ………………………108 1047
xīngwèi 腥味 ……………………143 1391
xīnhuāng 心慌 ……………………136 1324
xīnjī gěngsè 心肌梗塞 ……………94 918
xīnjiǎotòng 心绞痛 …………………49 470
xīnjīng-ròutiào 心惊肉跳 ………167 1624
xīnjīqiáo 心肌桥 ……………………95 919
xīnjí-rúfén 心急如焚 …………………17 150
xīnkǒu 心口 ………………………189 1842
xīnkǒuwō 心口窝 ………………189 1842
xìnlài 信赖 …………………………96 935

xīnlǐ 心理 …………………………69 661
xīnlǐ pēngpēng de tiào 心里怦怦地跳
    …………………………………193 1884
xīnlì qīshàng bāxià 心里七上八下 …138 1348
xīnlì shuāijié 心力衰竭 ……………98 958
xīnlǐ shuǎngkuài 心里爽快 ………193 1883
xīnlǐ yùmèn 心里郁闷 ……………45 427
xīnlǜ bùqí 心律不齐 ……………173 1690
xīnmó 心膜 …………………………99 960
xīnqíng hǎo 心情好 ………………46 435
xīnqíng jīdòng 心情激动 ………114 1112
xīnqíng qīngsōng 心情轻松 ……155 1512
xīnqíng shūchàng 心情舒畅 ………48 455
xīnshuāi 心衰 ………………………98 958
xīntiào 心跳 ………98 957・136 1324
xīntiào(yīn qīdài hé huānxǐ ér) 心跳(因期待
    和欢喜而) ……………………114 1112
xīntiào de lìhài(yīn dānxīn xīngfèn huò
    kǒngjù) 心跳得厉害(因担心，兴奋或恐
    惧) …………………………………138 1348
xīntiào jiākuài 心跳加快 ………136 1325
xīntòng 心痛 ………………………14 127
xīnzàng 心脏 ………………………97 940
xīnzàng ànmó 心脏按摩 …………97 948
xīnzàng dōngdōng de xiǎng 心脏咚咚地响
    …………………………………97 943
xīnzàng pūténg pūténg de tiào 心脏扑腾扑腾
    地跳 ……………………………97 943
xīnzàng yízhí 心脏移植 …………97 942
xīnzàngbìng 心脏病 ………………97 945

xiōng mèn 胸闷 ·····················193 1881
xiōngbù 胸部 ·······················193 1882
xiōnggǔ 胸骨 ·······················49 469
xiōngkǒuwō 胸口窝 ···············189 1842
xióngmāoxiě 熊猫血 ···············2 1·2
xiōngmó 胸膜 ·······················50 476
xiōngmóyán 胸膜炎 ·················50 478
xiōngpú 胸脯 ·······················193 1882
xiōngtòng 胸痛 ·····················49 473
xiōngzhuī 胸椎 ·····················49 472
xīqì 吸气 ···························12 108
xīròu 息肉 ··························183 1788
xīrù 吸入 ···························49 466
xīrù jì 吸入剂 ······················49 467
xītán 吸痰 ·························123 1200
xìtǒngxìng hóngbān lángchuāng 系统性红斑
　狼疮 ·····························110 1075
xiùjué 嗅觉 ·······················144 1404
xiūkè 休克 ·························93 899
xiūxi 休息 ················49 464·200 1948
xiūyǎng 休养 ······················208 2025
xīwàng 希望 ·······················120 1174
xǐyá 洗牙 ··························80 777
xǐyángyáng 喜洋洋 ·················19 173
xǐzǎo 洗澡 ·························28 265
xǐzǎoshuǐ de wēndù 洗澡水的温度
　·································201 1958
xuànyùn 眩晕 ······················56 540
xuèbiàn 血便 ······················62 599
xuèchén 血沉 ······················62 593

xuèguǎn 血管 ······················61 582
xuèhóng dànbái 血红蛋白 ·········178 1736
xuěhuāgāo 雪花膏 ·················56 541
xuèjiāng 血浆 ······················61 585
xuèniándù zēnggāo 血黏度增高 ····60 578
xuèniào 血尿 ······················62 596
xuèqīng 血清 ······················61 587
xuèshuānzhèng 血栓症 ············61 589
xuètán 血痰 ·······················61 591
xuètáng 血糖 ······················62 594
xuètángzhí 血糖值 ·················62 595
xuèxiǎobǎn 血小板 ················61 586
xuèxíng 血型 ······················60 577
xuèyā 血压 ························60 573
xuèyā shēnggāo 血压升高 ·········60 574
xuèyè 血液 ················60 576·123 1202
xuèyè jiǎnchá 血液检查 ············60 579
xuèyè liútōng 血液流通 ············61 583
xuèyè tòuxī 血液透析 ··············60 580
xuèyè xúnhuán 血液循环 ··········61 583
xuèyǒu bìng 血友病 ···············63 602
xuèzhī yìcháng 血脂异常 ··········79 765
xūhàn 虚汗 ························149 1450
xúnhuán qìguān 循环器官 ·········87 848
xúnhuánkē 循环科 ·················88 849
xúnmázhěn 寻麻疹 ················99 961
xùnóng 蓄脓 ······················124 1208
xùxù dāodāo 絮絮叨叨 ············55 529

Y

yā 压 ·······························27 247
yá 牙 ·······························156 1522
yá huóle 牙活了 ····················158 1544
yá sōngdòng 牙松动 ···············158 1544
yá zhǎngde bù zhěngqí 牙长得不整齐
　·································163 1593
yácáo 牙槽 ························81 779
yácáo nónglòu 牙槽脓漏 ···········81 781
yácáo nóngzhǒng 牙槽脓肿 ········81 781
yácáogǔ 牙槽骨 ···················81 780
yáchěn 牙碜 ······················85 826
yáchǐ 牙齿 ························156 1522
yáchuáng 牙床 ·······83 804·159 1553
yáchuáng fāyán 牙床发炎 ·········159 1554
yádiào 牙掉 ·······················159 1546
yágāo 牙膏 ························164 1598
yágēn 牙根 ························79 761
yágēn jiānkǒng 牙根尖孔 ··········79 763
yágēnguǎn 牙根管 ················79 762
yágòu 牙垢····78 758·80 776·175 1709
yáguān 牙冠 ·······················77 745
yágǔzhì 牙骨质 ···················109 1060
yájūnbān 牙菌斑 ·······78 758·175 1709
yákē 牙科 ·························77 741
yālì 压力 ··························176 1718
yàn 咽 ···········18 161·156 1516·1517
yànbiàn 验便 ······················65 625
yǎndǐ jiǎnchá 眼底检查 ············44 415
yànfán 厌烦 ········22 202·203·50 482

yǎng——yáyí

yǎngbìng 养病 ·········203 1974·208 2023
yángdìhuáng 洋地黄 ·········77 748
yǎnglǎoyuàn 养老院 ·········210 2043
yǎngqì píng 氧气瓶 ·········75 729
yǎngshāng 养伤 ·········46 443
yànguāng 验光 ·········63 610
yángxiánfēng 羊痫风 ·········134 1309
yǎngyǎng 痒痒 ·········38 359
yānhóu 咽喉 ·········154 1500
yānhóu yán 咽喉炎 ·········18 162
yǎnhuā xuànyùn 眼花眩晕 ·········196 1909
yǎnjiǎn 眼睑 ·········41 386·186 1819
yǎnjiǎo 眼角 ·········141 1376·194 1893
yǎnjiémáo 眼睫毛 ·········186 1813
yǎnjing 眼睛 ·········194 1888
yǎnjing bùtíng de zhǎbā 眼睛不停的眨巴
·········196 1915
yǎnjing cìtòng 眼睛刺痛 ·········194 1896
yǎnjing dǎxuàn 眼睛打眩 ·········195 1898
yǎnjing kànde móhū 眼睛看得模糊
·········194 1891
yǎnjing lǐ xiàngyǒu yìwù mócāzhe téng 眼睛
里像有异物摩擦着疼 ·········194 1892
yǎnjing lǐmiàn cìtòng 眼睛里面刺痛
·········196 1907
yǎnjing zhàng 眼睛胀 ·········194 1895
yǎnjing zhèntòng 眼睛阵痛 ·········194 1892
yànjuàn 厌倦 ·········22 203·117 1135
yánjùn 严峻 ·········47 453
yǎnkē 眼科 ·········40 380

yǎnkuàidòng shuìmián 眼快动睡眠
·········210 2039
yǎnlèi 眼泪 ·········143 1392
yánlì 严厉 ·········47 453
yǎnmóu 眼眸 ·········168 1643
yànnì 厌腻 ·········22 202
yànniào 验尿 ·········65 624·147 1429
yǎnpí 眼皮 ·········186 1819
yǎnpíláo 眼疲劳 ·········42 402
yǎnqiú 眼球 ·········41 385
yǎnquān 眼圈 ·········196 1908
yǎnshāo 眼梢 ·········31 290·195 1901
yǎnshén 眼神 ·········195 1903
yǎnshén àndànle 眼神暗淡了 ·········171 1664
yǎnshǐ 眼屎 ·········41 393·196 1910
yānsuān 荨酸 ·········141 1374
yǎntòng 眼痛 ·········195 1906
yànxià 咽下 ·········156 1516
yànxià hěn kùnnan 咽下很困难 ·········24 219
yànxiě 验血 ·········60 579
yǎnyā 眼压 ·········40 378
yānyán 咽炎 ·········18 162
yǎnyàoshuǐ 眼药水 ·········134 1310·195 1899
yǎnzhào 眼罩 ·········43 414
yánzhèng 炎症 ·········24 221·37 352
yào 药 ·········54 513
yǎo 咬 ·········38 358
yāo 腰 ·········69 662
yàodiàn 药店 ·········200 1951
yàofáng 药房 ·········200 1951·1952

yàofāng 药方 ·········93 901
yàofěn 药粉 ·········70 674
yàogāo 药膏 ·········148 1447
yǎojìn 咬劲 ·········160 1558
yàojìshī 药剂师 ·········199 1943
yàomiàn 药面 ·········70 674
yàopiàn 药片 ·········89 864
yàoshuǐ 药水 ·········100 973
yāotòng 腰痛 ·········203 1977
yàowán 药丸 ·········44 419
yàowù liáofǎ 药物疗法 ·········199 1944
yǎoyá 咬牙 ·········159 1549
yáoyáo huànghuàng 摇摇晃晃
·········35 332·205 1996
yáoyáohuànghuàng de zǒu 摇摇晃晃地走
·········175 1711
yàozhuāng 药妆 ·········140 1363
yàozhuāng diàn 药妆店 ·········140 1363
yāozhuī 腰椎 ·········203 1976
yáqiáo 牙桥 ·········176 1713
yàshāng 轧伤 ·········57 548
yáshí 牙石 ·········80 776
yáshuā 牙刷 ·········164 1597
yásuān 牙酸 ·········159 1545
yásuǐ 牙髓 ·········80 774
yásuǐyán 牙髓炎 ·········80 775
yátào 牙套 ·········184 1798
yáténg 牙疼 ·········81 788·158 1537
yáyín 牙龈 ·········83 804·159 1553
yáyín zhǒng le 牙龈肿了 ·········159 1554

yáyí——yōuy

yáyínyán 牙龈炎 ·············83 805
yáyòuzhì 牙釉质 ·············23 215
yázhì 牙质 ·············114 1106
yázhōubìng 牙周病 ·············79 768
yázhōudài 牙周袋·············80 769
yázhōuyán 牙周炎 ·············79 767
yè 夜 ·············205 1993
yèjiān móyá 夜间磨牙 ·············159 1549
yèmángzhèng 夜盲症
·············140 1366・200 1954
yèmáo 腋毛 ·············211 2051
yèniàozhèng 夜尿症 ·············200 1953
yèwō 腋窝 ·············23 211・211 2052
yèxià 腋下 ·············23 211・211 2050・2052
yībǎokǎ 医保卡 ·············64 615
yíchuán yìcháng 遗传异常 ·············16 139
yídànbái méiyuán 胰蛋白酶原·············140 1365
yídǎosù 胰岛素 ·············18 159
yīdiǎn(r) 一点(儿) ·············101 981
yīdiǎndiǎn 一点点 ·············101 981
yídòng 移动·············16 140・19 174・21 190
yìhuángtóng 异黄酮 ·············14 123
yīkǒu 一口 ·············168 1641
yīlàizhèng 依赖症 ·············14 124
yīliáo 医疗 ·············17 151・132 1290
yīliáo jīqìrén 医疗机器人 ·············17 153
yīliáokǎ 医疗卡 ·············96 929
yìmiáo 疫苗 ·············211 2054
yīnbù 阴部 ·············18 164
yīndào 阴道 ·············124 1212

yīndào dīchóng 阴道滴虫·············125 1214
yīndàoyán 阴道炎 ·············124 1213
yìng bāngbāng de 硬邦邦的 ·············72 691
yìng jī fǎnyìng xùjī 应激反应蓄积 ···103 998
yíngjiē 迎接 ·············191 1865
yìngkuài 硬块 ·············79 760
yìnglǎng 硬朗 ·············120 1168
yíngmiàngǔ 迎面骨 ·············192 1873
yíngyǎng 营养 ·············23 207
yíngyǎng bùliáng 营养不良 ·····23 208・209
yìngyìngde 硬硬的·············72 691
yīnjīng 阴茎 ·············178 1733
yǐnshí shēnghuó 饮食生活 ·············91 886
yǐnshí shīcháng 饮食失常 ·············34 323
yǐnsī bǎohù 隐私保护 ·············175 1710
yǐnxíng yǎnjìng 隐形眼镜 ·············72 693
yǐnxuè 隐血 ·············109 1066
yǐnyǐn zuòtòng 隐隐作痛
·····20 186・35 326・78 756・200 1946
yīshēng 医生 ·············13 114・14 121
yīshēng xúnshì bìngfáng 医生巡视病房
·············32 298
yītiào yītiào de tòng 一跳一跳地痛
·············100 976
yíxiàn'ái 胰腺癌 ·············100 970
yìxiàng shuìmián 异相睡眠 ·············210 2039
yīxué shèhuì gōngzuòzhě 医学社会工作者
·············17 152
yīyuántǐ 衣原体 ·············56 538
yīyuántǐ gǎnrǎnbìng 衣原体感染病 ·····56 539

yízàng 胰脏 ·············100 969
yīzhèn yīzhèn de téng 一阵一阵地疼
·············96 936
yóu 疣 ·············16 145
yǒu chòuwèi 有臭味 ·············144 1406
yǒu qìwèi 有气味 ·············144 1405
yǒu shēngyīn 有声音 ·············28 256
yǒu shíyù 有食欲 ·············92 893
yǒu shǒugǎn 有手感 ·············134 1302
yǒu wèidào 有味道 ·············4 27
yǒu xiāngwèi 有香味 ·············33 309
yǒu xìngqù 有兴趣 ·············50 479
yǒu yātòng 有压痛 ·············27 248
yǒu yìsi 有意思 ·············29 275
yòufā 诱发 ·············162 1575
yóugēda 疣疙瘩 ·············16 145
yóuguāng mǎnmiàn 油光满面 ·············33 308
yǒuhài 有害 ·············201 1956
yōulǜ 忧虑 ·············164 1604
yōumén luóxuángānjūn 幽门螺旋杆菌
·············171 1671
yóunì 油腻 ·············8 65
yǒuqù 有趣·············29 275
yòushǒu 右手 ·············188 1837
yōuxián 悠闲 ·············156 1520
yōuxián zìzài 悠闲自在 ·············156 1521
yóuyǒng 游泳 ·············30 283
yóuyù 犹豫 ·············121 1184
yōuyù 忧郁 ·····20 182・194 1889
yōuyùzhèng 忧郁症 ·············21 188

yuǎn——zhèn

yuǎnchéng huìzhěn 远程会诊·········24 218
yuánfāxìng gāoxuèyāzhèng 原发性高血压症
·········184 1794
yuànnèi gǎnrǎn 院内感染·········18 163
yuǎnshì 远视·········24 220
yùchí 浴池·········203 1981
yuèzibìng 月子病·········75 728
yùgāng 浴缸·········203 1981
yùhòu chōngxǐyòng de wēnshuǐ 浴后冲洗用
的温水·········3 11
yúkuài 愉快
·········29 275・120 1172・201 1957
yùmèn 郁闷·····45 428・48 456・194 1889
yùnchē 晕车·········57 549・156 1518
yùnchuán 晕船·········156 1518
yūndǎo 晕倒·········47 444・115 1121
yùndòng qìguān zōnghézhèng 运动器官综合
症·········210 2045
yùndòngshān 运动衫·········85 819
yùnfēijī 晕飞机·········156 1518
yúniào gǎn 余尿感·········76 730
yùntù 孕吐·········132 1285
yūqīng 瘀青·········2 7
yùshì 浴室·········203 1980
yúwěiwén 鱼尾纹·····38 362・195 1902
yǔyán zhàng'ài 语言障碍·········64 616
yǔyán zhìliáoshī 语言治疗师·········64 617

Z

zài 再·········198 1932

zāng 脏·········47 445
zàntóng 赞同·········136 1322
zàokuáng yìyùzhèng 躁狂抑郁症···113 1097
zàolòu hùlǐ 造瘘护理·········102 996
zǎoqī fāxiàn 早期发现·········113 1104
zǎoqī zhìliáo 早期治疗·········113 1103
zǎoqī'ái 早期癌·········113 1101
zàoyǐngjì 造影剂·········113 1098
zàoyīnxìng lóng 噪音性聋·········113 1099
zěnme 怎么·········137 1331
zhā de huāng 扎得慌·········124 1206
zhāi màozi 摘帽子·········180 1752
zhāichú 摘除·········133 1298
zhāichú shǒushù 摘除手术·········133 1299
zhāixià 摘下·········161 1566
zhàn 站·········119 1164
zhànbùzhùjiǎo 站不住脚·········104 1008
zhǎng dàocì 长倒刺·········74 714
zhǎng jiēzi 长疖子·········27 253
zhǎng rùchuāng 长褥疮·········139 1354
zhǎng xiǎochuāng 长小疮·········172 1679
zhàng'ài 障碍·········88 852
zhǎnggǔ 掌骨·········126 1228
zhānghuáng- shīcuò 张皇失措·········185 1803
zhāngkāi zuǐ 张开嘴·········54 522
zhànlì 站立·········119 1164
zhànlì bùwěn 站立不稳·········206 2009
zhànqǐ shí tóu fāyùn 站起时头发晕
·········119 1162
zhànqǐlái 站起来·········119 1161

zhànzhànjīngjīng 战战兢兢·········167 1624
zhànzhù 站住·········119 1163
zháojí 着急·········6 40
zhàoyàng 照样·········125 1220
zhèbiān 这边·········69 664
zhèlǐ 这里·········69 664
zhémó 折磨·········14 120
zhěn màibó 诊脉搏·········191 1863
zhěnchá 诊察·········95 928・99 963
zhēncìshì de téngtòng 针刺似的疼痛
·········74 716
zhēncìtòng 针刺痛·········51 487
zhèndòng 震动·········176 1716
zhěnduànshū 诊断书·········98 951
zhèngcháng tǐwēn 正常体温·········177 1723
zhēngkāi shuāngyǎn 睁开双眼······208 2022
zhēngkāi yǎnjing 睁开眼睛·········196 1912
zhěngǔ 枕骨·········67 647
zhěngxíng wàikē 整形外科·········105 1018
zhēngyǎn 睁眼·········196 1912
zhèngyángzi duàncéng sǎomiáo jiǎnchá 正阳
子断层扫描检查·········177 1729
zhèngzhuàng 症状·········89 868
zhènjìngjì 镇静剂······105 1021・129 1254
zhěnliáo 诊疗·········99 963
zhěnliáokē 诊疗科·········99 964
zhěnmài 诊脉·········191 1863
zhěnshì 诊室·········96 930
zhèntòng 镇痛·········15 130
zhèntòng 阵痛·········98 952

291

zhèn——zhǔn

zhèntòngyào 镇痛药····················129 1255
zhěntóu 枕头····················185 1802
zhēnyǎn 针眼··········160 1557·198 1933
zhěnyè 枕叶····················67 649
zhènzhèn fālěng 阵阵发冷····114 1113·1114
zhěnzi 疹子··········162 1576·182 1778
zhì 痣··············4 21·181 1765
zhǐ 趾····················5 34
zhǐbù 止步····················119 1163
zhícháng 直肠····················128 1253
zhìchǐ 智齿····················30 278
zhìchuāng 痔疮····················76 733
zhǐdù 指肚····················202 1967
zhīfáng 脂肪····················84 813
zhīfánggān 脂肪肝····················84 814
zhīfángméi 脂肪酶····················207 2011
zhǐfèngr 指缝儿····················202 1968
zhígǔ 跖骨····················126 1232
zhìhuìyá 智慧牙····················30 278
zhǐjia 趾甲····················131 1275
zhǐjia 指甲····················131 1276
zhǐjiadāo 指甲刀····················131 1277
zhǐjié gābā gābā de bāichū xiǎngshēng 指节嘎
巴嘎巴巴掰出响声····················202 1966
zhǐké tángjiāng 止咳糖浆····················107 1040
zhǐké yào 止咳药····················107 1039
zhìliáo 治疗····················132 1290
zhìliáo liáofǎ 治疗疗法····················109 1061
zhǐmiànjīn 纸面巾····················133 1297
zhīqìguǎn 支气管····················45 431

zhīqìguǎn kuòzhāng 支气管扩张······45 433
zhīqìguǎn xiàochuǎn 支气管哮喘······46 434
zhīqìguǎnyán 支气管炎····················45 432
zhīqíng tóngyìshū 知情同意书····················18 165
zhǐtòng 止痛····················15 131
zhǐtòngyào 止痛药········15 129·129 1255
zhíwùxìng shénjīng 植物性神经····················93 905
zhíwùxìng shénjīng shītiáo 植物性神经失调
····················93 906
zhǐxièyào 止泻药····················63 607
zhǐxuè 止血····················78 757
zhìyá 智牙····················30 278
zhǐyǎngyào 止痒药····················129 1256
zhíyè lǐliáoshī 职业理疗师····················73 707
zhíyè zhìliáoshī 职业治疗师····················73 707
zhīyìxìng shīzhěn 脂溢性湿疹····················94 912
zhìyù 治愈····················125 1221
zhīzhì 脂质····················79 764
zhīzhì yìchángzhèng 脂质异常症····················79 765
zhìzǐ zhìliáo 质子治疗····················203 1973
zhǒng 肿····················165 1608
zhōng'ěr 中耳····················126 1224
zhōng'ěryán 中耳炎····················126 1225
zhòngde 重的····················29 271
zhǒngkuài 肿块····················79 760
zhǒngliú 肿瘤····················87 846
zhǒngliú biāojìwù 肿瘤标记物····················87 847
zhòng lìzǐ fàngshè zhìliáo 重粒子放射治疗
····················86 837
zhōngnǎo 中脑········44 416·127 1234

zhòngshāng 重伤····················86 832
zhòngshǔ 中暑····················150 1460
zhòngtīng 重听····················144 1402
zhōngxìng zhīfáng 中性脂肪····················126 1231
zhōngyào 中药····················44 418
zhòngzhàng 肿胀····················165 1608
zhòngzhèng jiānhùshì 重症监护室····86 831
zhōngzhǐ 中指····················142 1386
zhòngzhíyá 种植牙····················18 166
zhòu 皱····················94 915
zhǒutū 肘突····················126 1233
zhōuwéi shénjīng bìngbiàn 周围神经病变
····················186 1815
zhǔ guǎizhàng 拄拐杖····················129 1262
zhuājǐn 抓紧····················130 1263
zhuàngshang 撞上····················174 1694
zhuàngshāng 撞伤····121 1182·173 1692
zhuàngtài 状态········52 502·128 1244
zhuǎnyí 转移····················21 190
zhǔdòngmài 主动脉····················118 1147
zhǔdòngmài bōlí 主动脉剥离····················118 1148
zhǔdòngmàibì jiācéng xíngchéng 主动脉壁夹
层形成····················118 1148
zhǔdòngmàiliú 主动脉瘤····················118 1149
zhǔguǎi 拄拐····················129 1262
zhuīgǔ 椎骨····················129 1259
zhuījiānpán 椎间盘····················129 1257
zhuījiānpán tūchū 椎间盘突出····················129 1258
zhuīyì 追忆····················29 272
zhǔnfēnzi jīguāng shǒushù 准分子激光手术

·······················209 2037	zìbìzhèng 自闭症 ··············84 812	zuǐ 嘴 ····················54 519
zhuóchuáng 着床··············125 1219	zǐgàn 紫绀 ···············123 1203	zuǐba 嘴巴 ·················54 519
zhuótòng 灼痛···············200 1946	zǐgōng 子宫 ···············78 750	zuǐchún 嘴唇·············54 521
zhùshè 注射·················126 1226	zǐgōng jīliú 子宫肌瘤 ·······78 753	zūnjìng 尊敬···········115 1125
zhùtīngqì 助听器··············182 1776	zǐgōng jǐng'ái 子宫颈癌 ······78 754	zuò 坐 ···············104 1015
zhūwǎngmó xiàqiāng chūxuè 蛛网膜下腔出	zǐgōng jǐngbù 子宫颈部 ······78 755	zuò B chāo 做 B 超 ·········23 213
血················55 532	zǐgōng'ái 子宫癌 ···········78 752	zuò chāoshēngbō jiǎnchá 做超声波检查
zhùxíngqì 助行器 ··············181 1769	zìrán shāshāng xìbāo 自然杀伤细胞···23 216	················23 213
zhùyá 蛀牙 ················192 1875	zìshēn miǎnyì bìng 自身免疫病·······79 759	zuò CT jiǎnchá 做 CT 检查 ·····76 737
zhùyì 注意 ················125 1222	zìyán- zìyǔ 自言自语···138 1350 · 169 1644	zuò wèijìng jiǎnchá 做胃镜检查·······12 100
zhùyuàn 住院 ···············145 1411	zìyì 恣意 ················211 2048	zuò X guāng jiǎnchá 做 X 光检查···210 2041
zhùyuàn bù 住院部 ············145 1415	zìzhù qìjù 自助器具 ··········80 771	zuògǔ 坐骨 ···············74 710
zhùyuàn guàhàochù 住院挂号处····145 1412	zōnghé wéishēngsù 综合维生素·····187 1823	zuǒshǒu 左手 ···········168 1637
zhùyuàn huànzhě 住院患者 ······145 1413	zōu 走 ···················9 74	zuòtòng 作痛 ············20 178
zhùyuànbù 住院部 ············171 1666	zǒudiū 走丢 ··············16 142	zuòxià 坐下 ·············104 1015
zhǔzhì yīshī 主治医师 ··········87 840	zǒushīlǎorén 走失老人 ·······83 799	zuòyào 坐药 ··········75 725
zǐbān 紫斑··················2 7	zuānxīn de téng 钻心地疼·······51 486	

英語索引　English Index　英语索引

凡例
- 英語索引の各項目は、見出し語、頁数、通し番号の順でアルファベット順に記載した。
- 見出し語の主要語はゴチックで表記し、主要語のアルファベット順に並べた。

　　　例）to be **annoyed** → 'A'から

Explanatory Note
- Each term entry in English index is arranged alphabetically, and mentioned in the following: term entry, page number, and serial number.
- The keywords for each entry are written in Gothic type. Entries are arranged alphabetically with a focus on these keywords.

　　　Ex.) to be **annoyed** → from 'A'

凡例
- 英语索引的各项目，按标题、页数、序号的顺序记载。
- 标题语的主要用语用黑体字表示，按主要词汇的字母顺序排列。

　　　例）to be **annoyed** → 从'A'

A

to **abandon** ················ 3　13
abdomen················ 37　349
abdominal cavity ······· 174　1693
abdominal pain ········· 172　1682
abortion··············· 207　2015
Acarbose ·············· 3　12
to **accept** ·············· 142　1389
accessory spleen········ 173　1683
to **ache** ········ 15　132・20　178
Achilles tendon········· 3　15
aching faintly ············20　186

Acquired Immunodeficiency
　Syndrome ·············22　205
acrophobia ············67　641
acute pain ············59　568
Adam's apple ·········155　1511
adenoid ·············7　59
adenoma ·············110　1071
adhesive plaster bandage
　···················165　1613
to **administer an intravenous**
　drip ················135　1314
admission ············145　1411

adrenal gland ············172　1681
affected part···············44　417
affection ···············2　4
afraid ················71　690
after every meal ·········184　1797
after meals ·············91　884
aging ······24　224・68　654
to **agree**···············136　1322
AIDS················22　205
albumin·············10　80
alcohol ···············9　77
alcohol dependence ········9　78

all right ················61　584
allergic rhinitis ············10　83
allergy ···············10　81
allergy testing ···········10　82
alopecia··············120　1170
alum·················191　1864
alveolar bone ············81　780
Alzheimer's disease ········9　79
amalgam··············8　68
amazing ··············101　980
ambulance ············48　462
ambulation ············16　140

amin——bedr

amino acid ·················8 69	anti- irritant ···············24 222

amino acid ·················8 69
amole ···············181 1765
ampoule ·················10 88
amylase ·················9 70
anal fistula ···············94 911
analgesic ···············129 1255
anamnesis ········44 420・421
anaphylaxis ···············8 61
anemia ···············171 1673
anesthesia ···············185 1806
anesthetic···············185 1808
to **anesthetize** ···········185 1807
aneurysm ···············138 1346
aneurysms of aorta ·······118 1149
angina pectoris ···········49 470
to become **angry** ···········7 53
to get **angry** ···············36 337
ankle ···········4 29・57 546
to be **annoyed**
···164 1600·191 1867·193 1880
anorexia ·················92 895
anorexia nervosa ···········50 481
anti- aging ···············10 87
antibiotic ················67 642
antibiotic ointment ········37 346
anti- cancer agent·······65 628
to **anticipate** ············120 1174
antidiarrhea ···············63 607
antidote ·················63 603
anti- inflammatory drug ····88 851

anti- irritant ···············24 222
antipruritic ···············129 1256
antipyretic···············63 604
antipyretic sheet ··········63 605
anus ·················68 653
to be **anxious** ·············98 956
to become **anxious** ······199 1942
aorta ···············118 1147
aortic dissection ···········118 1148
aphasia···············82 795
aphrodisiac···············170 1657
apical foramen ···········79 763
apoplexy ···············153 1492
appendicitis ···············126 1230
appetite ·················92 892
to have an **appetite** ········92 893
to **apply adhesive tape**
·················165 1614
aqueous humor ··········180 1753
arch ···············130 1271
arm················21 192
armpit·········23 211・211 2052
around an eye ···········196 1908
arrhythmia ···············173 1690
arteriosclerosis ···········138 1345
artery ···············138 1344
（artical）dialysis ···········95 926
articular rheumatism·······43 405
artificial respiration ·······95 924
ascending aorta ···········89 863

ascending colon ············89 862
to be **ashamed** ·········161 1565
Asperger Syndrome···········5 37
Aspirin ···············5 36
to **assist** ···············74 712
assistance in walking ····181 1768
asthenopia ···············42 402
asthma ···············111 1077
asthma attack ············111 1078
astigmatism ···········205 2001
astringent ···············84 810
athlete's foot···············189 1841
atopic dermatitis···········8 60
attack ···············182 1777
attack of asthma ·········111 1078
attendance ···············130 1265
attending physician（Internal
Medicine）···············87 840
attending surgeon（Surgery）
·················87 840
audition···············128 1251
auditory hallucination ···65 622
aura ···············111 1079
auricle ···············77 742
auscultation ···············128 1245
autism ···············84 812
autoimmune disease ·······79 759
autonomic nerve···········93 905
avulsed wound···········57 548
to be **aware**···············51 492

awesome ···············101 980
axilla·········23 211・211 2052

B

baby teeth ···············145 1417
back
···19 175・69 662・108 1056
back of one's hand ·······134 1306
back of the neck ············55 531
back tooth ···············26 239
backache ···············203 1977
backbone ···············109 1059
backward ···············19 176
bad breath ···············66 638
baggy ···············121 1177
ball of a finger ···········202 1967
to **ball up** ···············185 1803
bandage···············180 1755
Basedow's disease ·······161 1567
basin ···············112 1089
to take a **bath**
···············28 265・202 1969
bath tub ···············203 1981
bathroom ···············203 1980
bayaspirin ···············157 1528
to **beat quickly** ·········138 1348
bed ···············177 1727
bed wetting ···············28 264
bedclothes ···············174 1702
bedridden ···············149 1453

to become **bedridden**
················149 1454

bedridden old person ····149 1455

bedsores ·······91 888 · 139 1353

to have **bedsores** ·······139 1354

before meals ···············91 887

Behcet's disease·········177 1725

to **belch** ·················62 598

belching ·····················2 3

belching of gas ···········62 597

to **believe**·················96 935

belly·························81 787

to become **bent back** ···109 1058

Betaloc ···················177 1726

between meals ···········92 898

bicuspid tooth ···········89 860

a **big toe** ·················30 279

bile ·······················122 1193

bile duct ···············122 1192

to **bind up** ·············180 1756

birth mark ·················4 21

to **bite** ·················38 358

bite size foods ···········168 1641

to be **bitten by an animal**
················138 1342

bitter ·····················144 1407

black eye ·················57 551

bladder ···················179 1749

bland ·························4 25

to get **bleary eyes** ·········93 902

to **bleed from the nose**
················163 1587

bleeding ·················87 845

to **blink one's eyes**·····196 1915

to get **blisters** ·········189 1839

to have a **blocked nose**
················162 1583

blood·········60 576 · 123 1202

blood circulation ···········61 583

blood donation ···········64 612

blood in stool ···········62 599

blood in urine ···········62 596

blood infusion ···········201 1959

blood pressure ···········60 573

blood pressure medication
················65 626

blood sugar ···············62 594

blood sugar level ·········62 595

blood test ···············60 579

blood type ···············60 577

blood vessel ···············61 582

bloody phlegm ···········61 591

to **blow one's nose** ·····163 1594

blurred vision ···············77 743

to get **blurry vision** ·····194 1890

BMI ·····················170 1655

body·····················38 363

the **body** ···············137 1334

body fat ···············117 1137

body fat percentage ·····117 1138

body fluid ···············116 1128

body mass index·········170 1655

body temperature·······116 1130

body weight···············117 1139

boil·········27 252 · 133 1300

to have a **boil** ···············27 253

bone ···················183 1785

bone density ···············70 673

bone fracture ···········69 668

bone marrow ···········69 666

to be **bored** ···············3 14

to get **bored**
················22 203 · 117 1135

boring ···················116 1134

bosom
··124 1211 · 125 1215 · 146 1421

both arms ···············207 2019

both eyes ···············208 2021

bottom ···················26 245

to have a **bowel movement**
················158 1542 · 178 1741

bowel movements·········27 251

brain ···················152 1477

brain edema ···········153 1488

to **break one's**（leg/arm）
················69 669

breast
··124 1211 · 125 1215 · 146 1421

breast preserving surgical
operation ···········146 1422

breath ···················12 104

to take a **breath** ·············12 108

to **breathe hard** ·········156 1524

to **breathe out** ···············13 109

breather ···················12 107

bridge ···················176 1713

bridge of nose···········162 1584

to **bring** ···············198 1931

to **bristle at** ···········191 1867

bronchial asthma ···········46 434

bronchiectasis ···········45 433

bronchitis·················45 432

bronchus·················45 431

bruise
····2 7 · 121 1182 · 173 1692

to **brush** ···············188 1836

to **brush teeth** ·········165 1609

bruxism·················159 1549

bulimia nervosa ···········34 323

burn ·····················200 1945

to **burn** ·····171 1669 · 183 1784

buttocks ·······93 903 · 135 1320

button ···················182 1773

C

caesarean ···············133 1292

caffein ···················37 348

calcification···············107 1044

calcification score·······107 1045

calcium·················39 371

calf ·····173 1686	cartilage ·····144 1401	Cervarix ·····72 696	·····100 971 · 189 1840
to **call** ·····204 1990	caseworker ·····58 561	cervical vertebra·····58 557	chill ·····25 233 · 75 722
callus·····187 1820	cataract ·····160 1556	to **change** ·····33 306	to have a **chill**····25 234 · 75 723
to **calm down** ·····27 250	catarrh ·····36 335	to **change a diaper** ·····29 269	chin·····4 20
calorie ·····39 374	to **catch a cold**·····35 328	to **change clothes** ·····45 424	Chinese herbal medicine ···44 418
can walk ·····9 76	to **catch**(**disease**)	changing clothes ·····44 423	chlamydia ·····56 538
cancer·····40 377	·····21 191 · 43 411	changing position ·····116 1126	chlamydia infection·····56 539
cancer of breast·····145 1416	catechin·····36 342	chapped skin·····2 9	to **choke** ·····193 1878
cancer of larynx ·····67 646	catheter ·····36 341	chaps·····169 1648	a **cholelith** ·····123 1195
candida ·····41 394	to get **caught in** ·····160 1560	to **check blood pressure**	cholelithotripsy·····123 1196
candidiasis ·····42 395	cecum·····197 1925	·····60 575	cholera·····71 686
canine tooth·····64 619	cell ·····73 704	to **check body temperature**	cholesterol ·····71 685
capsule·····37 351	cementum·····109 1060	·····116 1132	chromosome ·····110 1073
to get **car sick**·····57 549	ceramic crown ·····109 1062	check- up ·····98 950	chronic disease
carbohydtate ·····122 1194	cerebellum·····90 874	cheek·····180 1760 · 183 1781	·····83 808 · 187 1827
carcinoma of tongue ·····108 1048	cerebral apoplexia·····153 1492	cheekbone ·····183 1787	chronic gastritis ·····187 1824
carcinoma of uterine cervix	cerebral apoplexy ·····152 1478	to **cheer up** ·····63 611	chronic hepatitis·····187 1825
·····78 754	cerebral arteriosclerosis	cheerful·····201 1957	chronic obstructive pulmonary
cardiac insufficiency·····98 958	·····153 1493	cheerfully ·····19 172	disease ·····187 1829
cardiology·····88 849	cerebral concussion ·····153 1487	chemical examination ·····33 311	chronic pain·····187 1828
care·····31 292 · 132 1290	cerebral death·····152 1483	chemotherapy·····33 312	ciliary body ·····198 1930
care of health ·····203 1974	cerebral embolism ·····153 1491	to **cherish one's parent**(**s**)	circulatory organ ·····87 848
care plan ·····58 553	cerebral hemorrhage ·····152 1484	·····30 277	cirrhosis ·····41 388
care worker ·····31 293	cerebral infarction·····152 1482	chest ·····193 1882	citric acid ·····53 508
carebrospinal fluid examination	cerebral palsy ·····153 1489	chest pain·····49 473	clavicle ·····73 709
·····99 966	cerebral softening ·····153 1494	chest pounding ·····193 1885	to **clean false teeth** ·····17 155
careless ·····19 171 · 20 185	cerebral thrombosis ·····152 1481	to **chew** ·····115 1119	to **clean out one's ears**
carotene ·····39 373	cerebral tumor ·····152 1485	chewing ·····115 1118	·····190 1851
carotid artery·····58 558	cerebrum ·····118 1150	chewy·····68 659	to **clean the wound** ·····46 442
carpal bone·····87 839	certified social worker·····31 293	chicken pox	to **clear off eye mucus**

clea——depr

......196 1911
to **clear one's throat** ...107 1042
to **climb** 155 1514
clinic 32 304
to **clog up in one's throat**
......155 1506
to **close** 84 817
to **close one's eyes** ...196 1914
clostridium botulinum ...183 1782
cloudy urine......146 1424
cold ......35 327・131 1278
cold in sleep......150 1461
collagen 71 684
collagen disease 66 633
colon 62 592
colon cancer 118 1145
colon polyp 118 1146
color blindness 78 749
columna vertebralis 106 1035
coma 72 692
to **comb one's hair** 38 357
to **come down with an illness**
......119 1156
to **come off** 148 1446
comfortable ......48 460・68 660
common carotid artery
......113 1105
compassion 29 273
complete dentures
......113 1096・1102

comprehensive medical check- up
......148 1442
compress ......10 89・83 800
condition
...52 502・128 1244・203 1975
condom 72 694
congenital anomalies ...111 1080
conjunctiva......62 600
conjunctivitis 62 601
to **consider** 40 381
consideration 29 273
constipation......179 1747
one's **constitution** 117 1136
contact dermatitis 37 352
contact lens 72 693
to be **content with** 188 1831
contrast medium......113 1098
to **convulse** 58 560
convulsion 166 1621
to **cook** 128 1250
to **cool**(the area) 170 1659
to be **cooperative** 49 471
COPD 187 1829
corn 19 169
cornea......34 317
coronavirus 71 688
corpus callosum 154 1498
cotton swab 197 1924
cough 107 1041
to **cough** 106 1033

cough drop 140 1368
cough medicine......107 1039
cough syrup 107 1040
to **cover with a crown** ...56 537
to **cramp** 101 982
cramps 172 1682
to **crawl** 158 1543
cream 56 541
crispy 73 708
critical condition 47 448
to be in **critical condition**
......47 449
cross eyed 171 1672
crow's feet 38 362
crown
......37 350・56 536・77 747
crutch 186 1816
to **cry** 142 1387
cryotherapy 136 1326
CT inspection......76 736
cut 51 485
to **cut** 51 488
to **cut one's nails** 131 1282
cuticle 34 316
cyanosis 123 1203
cystitis 179 1750

D

daily activities 145 1410
in **danger**......8 64

dangerous 8 64
dark room 10 84
day care 132 1291
day care center for seniors
......133 1296
in a **daze** 150 1464
dazzling 195 1897
dead tired 54 517
decayed tooth 192 1875
decoction 110 1070
decreased immunity 197 1918
deep breathing 95 927
to **defecate** 178 1741
defecation 179 1744
dehydration 120 1169
delicious 24 225
delirium 45 426
deltoid muscle 75 727
dementia......125 1217・148 1444
dental alveolus......81 779
dental crown 77 745
dental pulp 80 774
dental pulpitis 80 775
dental root 79 761
dentin 114 1106
dentistry 77 741
denture(s) 17 154
dependence 14 124
depression ......20 182・21 188
depressurization 88 850

derm——epid

dermatitis ················ 169 1650
dermatology ············ 169 1651
descending aorta ········· 34 319
detoxicant ················ 63 603
to **develop** ············· 162 1575
diabetes ················· 137 1339
dialysis ················· 137 1333
diaper ·········· 26 244 · 29 268
diaphragm ················· 25 226
diarrhea ··················· 63 606
to **die** ········· 83 806 · 142 1388
diencephalon ·············· 44 416
diet ··············· 91 885 · 886
to **diet** ················ 116 1129
difficult ················ 192 1876
difficult to see ········· 188 1833
difficulty in swallowing ···· 24 219
digestive organ ··········· 88 854
digitalis ·················· 77 748
diphtheria ················ 84 811
dirty ····················· 47 445
disabilities ··············· 88 853
disability handicap ········· 88 852
to **disappear** ············· 16 142
to be **disappointed**
················ 36 338 · 83 802
discharge from the ear ··· 190 1855
to be **discharged** ······· 116 1127
discouraged ··············· 51 491
disease ················· 170 1662

disease spectrum ·········· 82 791
disgusting ········ 16 148 · 48 457
disk herniation ··········· 129 1258
dislocation ·············· 120 1167
disturbed pulse ·········· 191 1860
disturbed sleep ············· 26 237
diuretic ················· 206 2010
to **divert oneself** ········· 47 451
diverticulitis ·············· 58 556
dizziness ···· 119 1162 · 196 1909
dizzy ······················· 7 51
to be **dizzy** ·············· 195 1898
dizzy and sleepy ············· 7 52
to **do a handstand** ········ 73 705
do not overeat ··········· 164 1603
doctor ········· 13 114 · 14 121
double eyelid ············· 173 1691
double tooth ············· 199 1941
to **doubt** ················· 20 180
Down syndrome ·········· 118 1152
drainage ················· 158 1541
to **dread** ················ 167 1624
dressing room ············ 120 1166
to **drink** ················ 156 1517
drowsily ··················· 21 193
drug store ·· 140 1363 · 200 1951
drug therapy ············· 199 1944
to become **dry and rough**
······················· 34 320
dry eye ·················· 139 1360

dry mouse ················· 54 520
to **dry off** ··············· 39 368
duckboard ··············· 103 1005
dull ········· 116 1134 · 122 1185
to have **dull feeling in one's
eye**(**s**) ············· 194 1892
dull pain ················ 140 1369
dullness hurts ············ 122 1186
duodenal ulcer ············· 86 836
duodenum ················· 86 835
dysentery ················ 107 1043
dyslipidemia ··············· 79 765
dyspepsia ················· 88 858

E

ear ······················ 190 1849
ear drops ················ 134 1311
ear wax ·················· 190 1850
earhole ·················· 190 1858
earlobe ·················· 190 1854
early cancer ············· 113 1101
early detection ··········· 113 1104
early treatment ··········· 113 1103
one's **ears hurt** ········· 190 1852
to **ease the pain** ··········· 15 131
easy ····················· 205 1999
easygoing ················· 50 483
to **eat** ················· 121 1180
eating disorder ··········· 108 1055
ECG ······················· 98 953

ectopic pregnancy ········· 78 751
eczema ···················· 82 797
to have **eczema** ··········· 82 798
ED ······················ 108 1055
edema ··················· 192 1871
EEG ····················· 153 1495
elbow ··················· 167 1633
elbow bone ················ 85 825
elderly people requiring long-term
care ·················· 202 1972
electric reclining bed ···· 135 1317
electrocardiogram ·········· 98 953
electroencephalogram ··· 153 1495
electronic bidet ··········· 30 285
elevation of blood pressure
······················· 60 574
emergency medical center
······················· 49 468
emergency medical treatment
······················· 48 463
emotion ··················· 42 399
emphema ················· 124 1208
enamel ···················· 23 215
encephalitis ············· 152 1479
encephalomyelitis ········ 153 1490
endoscope ··············· 141 1379
to **enjoy** ················ 121 1175
enteritis ················· 127 1237
to **envy** ················ 166 1620
epidemic conjunctivitis

299

epig——feel

························207 2013
epigastrium ···············189 1842
epiglottis ···················67 645
epilepsy····················134 1309
eruption·····162 1576 · 182 1778
esophagus ·················92 890
essential hypertension ···184 1794
estrogen ···················23 214
evacuation·················179 1744
examination room ········96 930
to examine ···············64 618
to examine one's urine
····················147 1429
to examine the CT inspection
·····························76 737
to examine the echo
inspection ···········23 213
to examine the gastrocamera
inspection ···········12 100
to examine the X-ray
inspection ··········210 2041
to get excited ··········211 2055
excretion ·················158 1535
exhausted······54 517 · 177 1731
to be exhausted·········65 623
to be exhausted(with fever)
·····························55 527
expression of the eyes ···195 1903
external auditory canal ·····32 296
external otitis ···········32 295

extirpation················133 1298
extirpative surgery ·······133 1299
extremely hot ·············81 784
eye ·······················194 1888
eye bandage··············43 414
eye discharge
·············41 393 · 196 1910
eye drops ···134 1310 · 195 1899
eye mucus ····41 393 · 196 1910
eye pain··················195 1906
eyeball····················41 385
eyebrow ··················187 1821
eyelashes ················186 1813
the eyelid is swollen ···194 1895
eyelids ·······41 386 · 186 1819
eyesight···················93 908
eyesight table ·············94 909

F

face·······················33 307
face cleaning kits·······112 1090
facial furuncle ··········197 1922
facial hair(beard) ········167 1625
facial hair(mustache) ···167 1625
faint ······················82 796
to faint ··················115 1121
faint pain ················35 326
faint voice ···············68 655
fainthearted ·············13 115
fall ·······················135 1315

to fall ····················33 307
··· 71 689 · 119 1157 · 135 1316
to fall down ·············139 1357
to fall on one's hip ·····93 907
to fall on one's posterior
·····························93 907
to fall over··············131 1274
false teeth ···············17 154
family doctor
·············33 314 · 181 1762
farsightedness ···········24 220
fart ················28 263 · 35 325
to be fascinated··········20 187
to be fast asleep ·········53 504
fast pulse ················191 1859
to fasten(buttons) ····182 1774
fasting blood sugar ·······53 507
fat ·······················84 813
fatigue ···················171 1670
fatty liver disease········84 814
favorite ··················100 977
fear of heights ···········67 641
feces ·····················178 1740
fed up ····················22 202
to feel
··· 42 400 · 134 1302 · 161 1570
to feel a chill ····25 234 · 75 723
to feel a sharp continuous pain
·····························51 486
to feel a sharp continuous pain

(stomachache) ···········11 97
to feel a tightness in the chest
····························193 1881
to feel better············205 2000
to feel bouncy············19 173
to feel chilly
·············75 724 · 114 1113
to feel chilly on one's back
····························109 1057
to feel comfortable ······48 458
to feel depressed
·····36 339 · 45 428 · 48 456
to feel dizzy
·····6 48 · 56 540 · 155 1513
to feel dizzy and to get bleary
eyes ·····················6 49
to feel easy ·············156 1521
to feel faint ·············175 1712
to feel good ·············48 455
to feel greasy············149 1449
to feel gritty inside one's
mouth·················85 826
to feel humiliation and shame
·····························56 533
to feel ill ········48 457 · 459
to feel itchy ·············192 1877
to feel light-headed ·····56 540
to feel low ···············45 427
to feel nausea ··········192 1868
to feel nauseous ···191 1866

300

feel——give

to **feel nervous**
⋯⋯⋯⋯⋯45 429・164 1604

to **feel numb** ⋯⋯⋯⋯⋯96 938

to **feel oppressed** ⋯⋯⋯45 425

to **feel prickly** ⋯⋯⋯⋯124 1205

to **feel refreshed**
⋯⋯74 718・102 990・991・
105 1026・193 1883

to **feel relaxed** ⋯⋯⋯208 2026

to **feel rough** ⋯⋯⋯⋯75 726

to **feel sick** ⋯⋯⋯⋯192 1868

to **feel sickness** ⋯⋯⋯159 1548

to **feel sleepy** ⋯⋯⋯21 194

to **feel sluggish** ⋯⋯⋯64 621

to **feel smooth** ⋯⋯⋯132 1284

to **feel sodden** ⋯⋯⋯180 1757

to **feel spaced-out**(to be in
daze) ⋯⋯⋯⋯⋯13 117

to **feel sticky** ⋯⋯⋯⋯177 1730

to **feel tired** ⋯⋯⋯⋯39 365

to **feel weary** ⋯⋯⋯120 1171

feeling ⋯⋯⋯⋯⋯40 382

feeling dizzy ⋯⋯⋯⋯39 366

feeling heavy ⋯⋯⋯39 365

feeling languid ⋯⋯⋯122 1187

femoral neck fractures ⋯117 1143

femur ⋯⋯⋯⋯⋯117 1142

fever ⋯⋯⋯⋯⋯162 1580

to have a **fever**
⋯⋯⋯⋯150 1457・162 1581

to be **feverish** ⋯⋯⋯⋯38 364

to become **feverish** ⋯⋯150 1458

fiberscope ⋯⋯⋯⋯172 1676

fibromyalgia ⋯⋯⋯⋯109 1064

fibula ⋯⋯⋯⋯⋯167 1629

to **fill** ⋯⋯⋯⋯⋯131 1281

filling ⋯⋯⋯⋯⋯131 1280

fine ⋯⋯⋯⋯⋯61 584

finger ⋯⋯⋯134 1308・202 1965

first aid ⋯⋯⋯⋯⋯25 227

a **first visit to a doctor** ⋯92 897

fishy ⋯⋯⋯⋯⋯143 1391

fit as a fiddle ⋯⋯⋯172 1675

flabby ⋯⋯⋯⋯⋯175 1708

flank ⋯⋯⋯⋯⋯211 2053

FLD ⋯⋯⋯⋯⋯84 814

floaters ⋯⋯⋯⋯⋯169 1653

to **flop** ⋯⋯⋯⋯⋯162 1578

to **flounder** ⋯⋯⋯⋯185 1803

fluid diet ⋯⋯⋯⋯207 2016

to **flutter** ⋯⋯⋯⋯97 943

food poisoning ⋯⋯⋯92 889

foot(pl. feet) ⋯⋯⋯⋯4 23

forearm ⋯⋯⋯⋯112 1095

forehead
⋯ 27 254・168 1635・188 1838

foretop ⋯⋯⋯⋯⋯185 1800

to **forget** ⋯⋯⋯⋯211 2056

forgetfulness ⋯⋯⋯198 1934

formalin ⋯⋯⋯⋯184 1791

fornix ⋯⋯⋯⋯⋯152 1480

forward ⋯⋯⋯⋯⋯184 1799

be **found of salty food** ⋯77 739

four limbs ⋯⋯⋯⋯132 1288

fourth proximal digit ⋯54 514

freckles ⋯⋯⋯⋯⋯115 1123

freely ⋯⋯⋯⋯⋯155 1512

to be **frightened**
⋯115 1122・166 1623・170 1660

front ⋯⋯⋯⋯⋯184 1799

front bone(of the skull)
⋯⋯⋯⋯⋯111 1082

front tooth ⋯⋯⋯⋯199 1939

frontal lobe ⋯⋯⋯⋯111 1083

full nursing care ⋯⋯⋯43 409

fussy eating ⋯⋯⋯179 1742

G

to **gag on** ⋯⋯⋯⋯59 562

to **gain weight** ⋯⋯⋯174 1701

gallbladder ⋯⋯⋯⋯123 1197

gallstone ⋯⋯⋯⋯123 1195

Gardasil ⋯⋯⋯⋯⋯31 287

gargle ⋯⋯⋯⋯⋯19 170

to **gasp for breath** ⋯⋯⋯7 58

gastric acid ⋯⋯⋯⋯13 112

gastric hyperacidity ⋯⋯13 113

gastric juice ⋯⋯⋯⋯11 93

gastric polyp ⋯⋯⋯⋯16 146

gastric ulcer ⋯⋯⋯⋯11 95

gastritis ⋯⋯⋯⋯⋯11 94

gastrointestinal division ⋯15 135

gastrointestinal drug ⋯⋯15 136

gastroptosis ⋯⋯⋯⋯12 99

gauze ⋯⋯⋯⋯⋯31 286

general anesthesia ⋯⋯110 1076

generic abnomality ⋯⋯16 139

generic drug ⋯⋯⋯⋯76 738

German measles ⋯⋯⋯172 1678

to **get a cramp in one's leg**
⋯⋯⋯⋯⋯⋯4 28

to **get a discharge from the ear**
⋯⋯⋯⋯⋯190 1856

to **get a hangnail** ⋯⋯74 714

to **get a stethoscope** ⋯128 1247

to **get along with** ⋯⋯44 422

to **get down from the bed**
⋯⋯⋯⋯⋯177 1728

to **get out of the bathtub**
⋯⋯⋯⋯⋯203 1982

to **get rid of stress** ⋯103 1000

to **get up** ⋯⋯⋯⋯25 235

to **get up late** ⋯⋯⋯4 22

getting out of bed ⋯⋯206 2008

gingivitis ⋯⋯⋯⋯⋯83 805

to **give a back massage**
⋯⋯⋯⋯⋯36 336

to **give a blood transfusion**
⋯⋯⋯⋯⋯201 1960

to **give a person trouble**

301

glad——high

··········· 197 1923
glad ················· 22 198
glaucoma ············208 2024
globulin ·············57 550
glucosamine ·········57 544
glucose ············174 1698
glycogen ·············57 543
glycosuria ··········137 1337
to gnaw ··············34 324
to go ··············101 985
to go to bed ····151 1472 · 1473
to go to the lavatory (toilet)
················136 1321
gold tooth ···········52 501
good··················24 225
good sleep·············207 2020
to have a good sleep ·····55 525
good smell ·········176 1721
goose flesh ·········140 1364
to gorge ············25 232
gout ··············129 1260
grateful ··············9 73
to graze ············104 1014
greasy················8 65
great················101 980
to grieve ············36 344
grinding teeth ·······159 1549
griping pain ·········51 487
to groan ············21 197
groin ··············115 1117

to growl uh-huh ·········22 201
Guillain-Barre syndrome
················51 484
gum ·········83 804 · 159 1553
gustation ···········188 1835
gyn(a)ecology ········173 1689

H

to have a hacking cough
················70 676
haemorrhage ·········152 1484
to be haggard ·········61 590
hair ···· 38 355 · 356 · 137 1340
hair care ············177 1722
hale and hearty ·······120 1168
half asleep·····21 189 · 150 1465
in a half-sitting posture
················125 1223
hand ··············132 1287
hand-foot-mouth disease
················132 1289
handrail ············134 1303
hands and feet ········132 1288
hangnail ·············74 713
Hansen's disease ·······165 1611
happiness············76 734
happy ···············22 198
hard
···15 138 · 82 790 · 192 1876
harmful ············201 1956

hasty ···············108 1047
to hate ··············50 482
to have a false tooth put in
················17 156
to have the pain subside
················14 128
hay fever ············37 354
hazy eyes ···········194 1891
head·········6 45 · 138 1341
head dizziness ··········6 47
head nurse ···········41 390
headache ············101 987
headache medication ·····102 989
health care·············17 151
health care products········75 720
health insurance card ·····64 615
to hear ··············46 437
hearing ············128 1251
hearing aids ·········182 1776
hearing loss
·········128 1252 · 144 1402
heart·········69 661 · 97 940
heart beat ············98 957
heart disease ··········97 945
one's heart is beating fast
················193 1884
one's heart is beating loudly
················97 943
heart massage ··········97 948
heart transport ·········97 942

heat rash ·············5 39
heat sensation ·········150 1459
heat stroke···········150 1460
heavy ···············29 271
heavy particle radiotherapy
················86 837
heel················33 313
helicobacter pylori ·····171 1671
to help ·············27 255
to help up ···········119 1158
helper ·············178 1738
hematemesis ·········139 1351
hematocrit ···········178 1735
hemodialysis ··········60 580
hemoglobin ·········178 1736
hemophilia ···········63 602
hepatic fatty liver disease
················84 814
hepatic function ········40 384
hepatitis ·············40 379
hepatitis A ···········23 210
hepatitis C ···········76 735
herbal extracts ·······157 1525
hernia ·············178 1737
herpes ·············178 1739
herpes zoster ·········117 1140
hesitantly ············13 116
to hesitate ···········121 1184
hiccups ·············85 824
high cholesterol ········66 634

high——irre

high uric acid ········· 68 651
higher brain dysfunction ··· 66 637
hip joint ················ 68 657
hipbone ················· 41 392
hippocampus··········· 32 301
to **hit** ········· 20 181 · 174 1694
HIV ··················· 22 206
to **hold** ················ 130 1263
home health care ········ 73 701
home helper············ 181 1763
honest················· 89 865
hormone ·············· 184 1792
hospice ··············· 182 1772
hospital infection·········· 18 163
hospital reception ······· 170 1661
hospital room ········· 170 1663
hot··················· 38 360
hot water ············· 30 281
hot water bottle ······· 201 1961
hot water for rinsing ······ 3 11
hot (spicy) ··········· 171 1668
hot/ cold towel ··········· 26 243
house call··············· 25 229
to **house call** ········· 25 230
How come··············· 137 1331
how hot the water is······ 201 1958
Human Immunodeficiency virus
················· 22 206
humerus ··············· 91 881
to **humiliate oneself** ··· 160 1564

humpbacked ··········· 24 223
hunger ················· 53 506
to be in a **hurry** ··········· 6 40
hurt ················· 46 438
to get **hurt** ············· 15 132
to **hurt** ·············· 15 133
it **hurts in burns** ········ 200 1946
husky ················· 154 1504
hyaluronic acid ········· 166 1616
hyoid bone ············ 108 1053
hyperlipemia········· 66 632 · 636
hyperopia············· 24 220
hypertension ··· 65 630 · 66 631
hypotension ············· 133 1295

I

I. C. U·················· 86 831
ileum ················· 32 300
ilium ················· 127 1243
immune system··········· 196 1916
immunotherapy··········· 197 1917
impetigo ··············· 139 1358
impetigos············· 100 972
implant ··············· 18 166
implantation ··········· 125 1219
to be **impressed** ·········· 42 401
inadvertently··············· 20 184
in- bed bath··········· 105 1020
incision and drainage ···· 107 1046
incisor

···108 1054 · 185 1801 · 199 1939
incontinence ····· 30 276 · 82 792
incontinence pants ········· 82 794
increased palpitation ····· 136 1325
incubation period ······· 111 1086
incurable disease ········ 173 1687
independent life ··········· 93 904
index finger ··········· 168 1642
infantile paralysis
··············· 90 873 · 183 1789
infection ················ 43 407
infectious disease
·············· 43 410 · 135 1312
infertility ················· 175 1704
infirmity of old age ······ 210 2044
inflammation ············ 24 221
inflammation of the bone marrow
················· 69 667
inflammation of the gallbladder
················· 123 1198
influenza ················ 18 167
informed consent document
················· 18 165
inhalants ················ 49 467
inhalation··············· 49 466
to **inhale** ················ 49 466
to **inject** ············· 126 1227
injection ·············· 126 1226
to **injure** ······· 15 133 · 59 567
injured person ··········· 59 566

injury
···46 438 · 59 563 · 173 1688
inner corner of the eye
·········· 141 1376 · 194 1893
inpatient ············· 145 1413
an **inpatients ward** ···· 145 1415
insomnia ······· 175 1706 · 1707
instep ··················· 5 33
insulin ················· 18 159
to be **interested in** ········· 50 479
interesting ·············· 29 275
interferon················ 18 160
internal bleeding ········ 142 1380
internal ear ············ 141 1377
internal hemorrhoids········ 76 733
internal medicine
·········· 141 1375 · 155 1515
internal organs············ 142 1382
internal use············ 142 1383
intervertebral disks······· 129 1257
intestinal catarrh·········· 127 1240
intestinal gas ····· 28 263 · 35 325
intestinal tuberculosis ··· 127 1242
intestines ············· 127 1236
intraocular pressure ········ 40 378
intraoral ·············· 65 629
iodine ················· 203 1978
iris ··················· 66 635
iron ················· 134 1304
to have **irregular teeth**

303

irri——lung

············163 1593
to be **irritated** ············17 150
ischium ············74 710
isoflavone ············14 123
isolation disease ······135 1313
itching ············114 1110
itchy ············38 359

J

jamma finger············130 1268
jaw ············4 20
jejunum············53 505
jogging ············91 883
joint············42 403
joint pain ············42 404
joints crack············183 1786
to **jolt** ······35 332・205 1996
to **jump**············139 1359

K

to **keep it a secret** ······142 1381
keratitis············34 318
to **kick** ············63 608
kidney ············97 941
kidney disease ············97 946
kidney failure ············99 959
kidney stone ············97 944
to **kill the pain** ······15 130
kind ·········97 939・200 1947
knee············167 1631

to **kneel** ············167 1632
one's **knuckles crack**
············202 1966

L

labor pains ············98 952
lacrimal gland ············209 2033
large intestine············117 1144
laryngitis ············67 644
larynx············67 643
laser therapy ············209 2036
LASIK············209 2037
last stage············186 1810
latent infection············111 1085
to **laugh** ············212 2058
laxative ············59 569
leaning stomach
············12 102・16 147
the **left hand** ············168 1637
leg············4 24
Legionella bacteria············209 2038
lens············99 967
lens opacity ············100 968
leprosy············165 1611
leukaemia ············161 1572
leukocyte ············161 1571
leukorrhea ············30 284
to **lick** ············143 1394
to **lie** ············20 179
to **lie down** ············204 1986

lifestyle- related disease
············104 1016
ligament ············98 949
light headed ············176 1720
light sleep ············112 1087
lightheadedness ············119 1162
to **like** ············101 979
lincomysin ············208 2028
lines at the corners of one's eyes
············195 1902
lip············54 521
lipase············207 2011
lipid ············79 764
lipid control ············79 766
liquid medicine ············100 973
the **little finger**············71 683
the **little toe**············71 682
to **live long** ············142 1385
lively············12 105
liver············43 412
liver cancer······40 383・43 413
to **lock oneself up** ······139 1355
locomotive syndrome····210 2045
lodged in the throat ······155 1510
lonely············74 719
long············142 1384
long term care support······58 554
long- term care············127 1241
to **look forward** ············120 1174
to **look gloomy** ············171 1664

to **look good on** ········144 1403
to **look small**············92 896
loose ············202 1971
a **loose tooth** ············158 1544
loosely fitted ············201 1962
to **lose a tooth** ············159 1546
to **lose consciousness**
············51 490
to **lose control** ············36 340
to **lose hope**
············194 1889・195 1900
to **lose weight**
············116 1129・200 1950
loss of vision············83 803
to **love** ············2 5
love potion ············170 1657
to be in **low spirits** ······20 183
low- cost nursing home
············133 1293
lower back pain············203 1977
lower body ············37 347
lower extremities············34 322
lower jaw············81 783
lower leg············35 330
lower lip············81 786
lumbar vertebra············203 1976
lump ············79 760
lung ············157 1526
lung adenocarcinoma···158 1536
lung cancer············157 1532

lute——nigh

lutein	209 2034	medical robot	17 153

lutein··············209 2034
lycopene············206 2007
lying on front········164 1602
lymph···············208 2030
lymph node······209 2031・2032

M

to **make up**··············59 571
makeup················59 570
malaria················187 1822
malleus················130 1270
malnutrition············23 208
mammary gland········145 1418
mammography··········188 1832
manic depression········113 1097
massage·······11 90・186 1814
mastitis················146 1419
maxilla················88 856
MD····················52 495
measles·····160 1561・185 1805
medical attendance······130 1266
medical care··········99 963
medical certificate········98 951
medical departments·····99 964
medical examination······95 928
medical history·········171 1667
medical interview·······199 1937
medical patch··········165 1606
medical questionnaire····199 1938
medical record··········39 372

medical robot·············17 153
Medical Social Worker·····17 152
medical support··········75 721
medical treatment·······208 2023
medicine················54 513
meet··················197 1919
to **meet**·················191 1865
to **memorize**···········29 267
memory················29 272
Meniere's disease········195 1905
Meniere's syndrome·····195 1905
meningitis··············154 1497
meniscus··············165 1610
menopausal disorder·······68 652
menstrual pain·········106 1030
mental hospital·········105 1023
mercurochrome············3 10
mesencephalon·········127 1234
metacarpus·············126 1228
metatarsal bone········126 1232
miction pain············158 1540
middle ear············126 1224
middle finger··········142 1386
migraine···············179 1743
mind··················69 661
mineral················189 1843
mineral balance·········189 1844
misdiagnosis············69 663
to have **misgivings**·······51 493
missing old man··········83 799

misunderstanding·········68 656
mitral valve············114 1109
molar··················26 239
molar tooth············116 1133
to be in a bad **mood**····46 436
to be in a good **mood**·····46 435
more··················198 1932
morning sickness········132 1285
mortifying··············56 533
motion sickness·········156 1518
mouth··················54 519
mouthpiece············184 1798
to **move**·······19 174・101 985
to be **moved**··········184 1793
MRI inspection··········24 217
MSW··················17 152
multiple myeloma·······121 1176
multiple vitamin·········187 1823
mumps·······27 249・207 2014
muscle················52 499
muscle spasm··········70 680
muscleache············52 500
muscles of expression···171 1665
muscular dystrophy·······52 495
to **mutter**···········174 1695
myelometosis··········121 1176
myocardial bridge·········95 919
myocardial infarction······94 918
myoma of uterus·········78 753
myopia················52 494

myopic astigmatism·······52 496

N

nail··················131 1276
nail clippers············131 1277
nape··················21 195
narcolepsy·············143 1396
narcotic···············185 1808
nasal cavity············166 1622
nasal congestion········163 1585
nasolabial fold·········180 1758
natural killer cell·········23 216
nausea·······27 246・159 1547
navel··················29 266
neck·······55 530・58 559
neck strain············193 1879
to **neglect**··········192 1874
nephritis···············94 917
nephrosis··············150 1462
nerve plexus···········95 922
nerves················95 920
to be **nervous**········167 1624
to get **nervous**
···············52 498・138 1349
neuropathy·············95 921
neurosis···············152 1476
neurosurgery···········153 1486
neutral fat············126 1231
niacin················141 1374
night·················205 1993

305

nigh——pari

night blindness
·········140 1366 · 200 1954
night clothes ············150 1466
night sweat ···············149 1450
nipple ······124 1209 · 146 1420
to have no appetite·······92 894
no visitors ···············197 1921
nocturnal enuresis·······200 1953
nodule ····················61 588
noise induced deafness
······················113 1099
normal temperature ·····177 1723
Norovirus ················156 1519
nose ·····················162 1582
nose drops·················135 1319
nose is bleeding ·········163 1587
nosebleed·················163 1586
nostrils···················163 1589
to notice ·················125 1222
to be numbed···············84 809
nurse ··········41 389 · 141 1371
nurse call ················141 1372
nurse station ············141 1373
nursing····················41 387
nursing home ···········210 2043
a nursing home for the aged
······················210 2043
nursing staff·············130 1267
nursing workers ·········41 391
nutrition ·················23 207

O

obedient ·················103 1003
obese·····················170 1654
obesity ···················170 1654
obsessive- compulsive disorder
························50 474
obsessive- compulsive neurosis
························50 475
obstetrics and gynecology
························76 732
obstruction of the intestines
······················128 1249
obstruction of the urethras
······················147 1438
occipital ··················67 648
occipital bone·············67 647
occipital lobe ············67 649
occult blood··············109 1066
occupation therapist ·······73 707
ocular pain
········194 1896 · 195 1906
oedema ·················192 1871
office closed ··············49 465
oily······················8 65
ointment ·················143 1398
olecranon·················126 1233
one dosage of medication
······················140 1370
only a little ·············101 981
to open ···················3 19

to open both eyes ·····208 2022
to open one's eyes ····196 1912
to open one's mouth···54 522
to have an open sore ··119 1160
to operate ···············87 843
operating table············87 844
operation ················87 841
operation room ···········87 842
ophthalmology ·············40 380
ophthalmoscopy···········44 415
optic atrophy·············80 773
optic nerve···············80 772
optometry ·················63 610
oral medicine ············155 1515
organ transplantation ····113 1100
orthopedics···············105 1018
osteoporosis··············69 670
osteosarcoma··············70 671
otalgia ···················190 1852
other way around············8 66
otitis interna·············141 1378
otitis media ·············126 1225
otolaryngology············83 807
ouch- ouch disease ········14 126
being out of breath·······12 106
outer corner of the eye
········31 290 · 195 1901
to outlive ···············142 1385
ovarin cystoma ··········206 2003
ovary·····················206 2002

over weight ···············174 1700
overeating·················121 1179
oxoful····················26 236
oxydol ···················26 236
oxygen bomb ···············75 729

P

pace maker ···············177 1724
pad dryer ·················175 1703
there is a pain such as press
······················27 248
painful ···················14 125
to become painful ········57 545
painkiller ················15 129
palm·····················134 1307
to palpitate ·············193 1885
palpitation ··············136 1324
pancreas ················100 969
pancreatic cancer··········100 970
to panic ·················164 1596
pantoprazole ············166 1615
pants ····················104 1009
paralysis·················127 1235
to be paralyzed
········84 809 · 186 1817
paranasal sinusitis
······124 1208 · 173 1684
paranoia ·················164 1601
parched ·················154 1502
the parietal bone ·······137 1335

parietal lobe ·············137 1336	perplexing ···············72 695	plain ······················7 57	presbyopia ···············210 2042
paritoneum ···············173 1685	persistent pain ···········19 177	plant fiber ···············92 891	to **prescribe a medicine**
Parkinson's disease ·····156 1523	to **perspire** ··············6 41	plaque·········78 758 · 175 1709	·······················93 900
parotid gland············77 744	pertussis ················170 1658	plasma ·················61 585	prescription ···············93 901
to **pass away** ··········142 1388	PET examination ·······177 1729	plaster ·················165 1612	to **press** ···············27 247
to **pass out** ···47 444 · 119 1155	petella·····················82 789	plaster cast ·············48 454	pressure ·················176 1718
past history ···············44 421	pharmacist ··············199 1943	platelet ·················61 586	preternatural anus ·······95 923
patient registration card ·····96 929	pharmacy········200 1951 · 1952	pleasant ···············120 1172	pricking ·················124 1207
patient round ···········32 298	pharyngitis ·············18 162	to be **pleased** ·········205 1994	pricking pain ············124 1205
patient's gown ···········145 1414	pharynx ·················18 161	pleasure ···············120 1173	privacy protection ·······175 1710
patients ·················42 396	phlebeurysm ············90 877	pleura ··················50 476	private parts ············18 164
to **pay a visit to** ·······189 1848	phlegm·················122 1188	pleurisy ·················50 478	properly ·················125 1220
pediatrics ········88 855 · 90 872	to have **phlegm** ·······122 1191	pneumococcus ·········157 1530	propolis ·················176 1719
pee ·····················146 1423	to have **phlegm in one's throat**	pneumonia ············157 1529	prostate ·················112 1091
to **pee** ················26 242	·······················122 1190	pockmark················8 62	prostate cancer··········112 1093
to **peel** ···············40 376	phosphor ···············208 2027	polio ·······90 873 · 183 1789	prostatic hypertrophy ····112 1094
pelvis ···················70 672	physical examination ······98 950	pollakiuria···············172 1674	prostatitis ···············112 1092
penicillin ···············178 1732	physical strength ·········118 1151	polyp·····················183 1788	protein ···················123 1199
penis ···················178 1733	Physical Therapist ······206 2004	polyp of colon ··········118 1146	proton therapy ···········203 1973
pepsinogen ·············178 1734	physical therapy ·········174 1697	polyphenol ·············183 1790	psoriasis ················43 408
perforation ···············110 1067	picky eating ·············179 1742	poor ·····················40 375	psychiatry ···············105 1022
pericardium ··············99 960	to **pierce** ··············84 815	poor appetite ············92 895	psychogenic reaction ·······94 916
periodic check- up·······133 1294	pill ········44 419 · 89 864	pores ···················58 552	psychosomatic medicine ···99 965
periodontal diseases ······79 768	pillow ···················185 1802	portable toilet ··········181 1761	PT ·····················206 2004
periodontal pocket ·······80 769	pimple ·················144 1408	portable warmer···········33 305	pubic bone ··············124 1210
periodontitis ···············79 767	to **pinch** ···············160 1559	portal vein ··············199 1940	puerperal fever ···········75 728
peripheral nerve disorder	pineal body············88 857	position ·················192 1869	puffy ····················165 1607
·······················186 1815	pink eye ················62 601	potassium ··············39 369	to get **puffy** ···········192 1872
peristalsis················111 1081	the **pinkie** ··············71 683	powdered medicine ········70 674	to **pull out a tooth** ·····161 1574
permanent tooth ··········22 204	pitiful ·······14 127 · 40 375	pregnant ················148 1443	pulmonary emphysema

puls———satu

................157 1533
pulse 191 1861
pulse rate 191 1862
puncture 110 1069
pupil ....136 1327 · 168 1643
purine 176 1714
pus 21 196
to **push** 27 247
pustule 154 1496
to **put an ice pack on the
injured area** 83 801
to **put at ease** 10 85
to **put on** 51 489
to **put on weight** 174 1701
to **put on**(shoes ／ socks)
...................159 1552
putting on clothes 125 1218
pyorrhea alveolaris........81 781

Q

to be **queasy** 191 1866
quiet......................28 257

R

radial bone 136 1329
radiotherapy 180 1751
to **rage against**.........26 241
to have a **rash** 37 353
rashes 162 1576
to get **rashes**

................162 1577 · 182 1779
to have a **rashes** 174 1696
Raynaud's disease 209 2035
to **receive a medical
examination**..........96 931
reception desk for admission
...................145 1412
reclining bed 206 2006
to **recover** ....32 303 · 204 1984
to **recover from injury** ...46 443
recovery ....32 302 · 125 1221
rectum 128 1253
recumbent position.........31 288
recurrence 73 703
red blood corpuscles ...108 1049
reduced salt 63 609
re- examination
...................72 699 · 73 700
reflux esophagitis 48 461
to **refresh** 102 990
refreshed 48 460
refreshing flavor...........74 717
regional anesthesia........50 480
to **regret** 56 534
rehabilitation.............207 2012
relaxation................208 2025
relaxed...................156 1520
to be **relieved**
...10 85 · 103 1000 · 182 1780
REM sleep 210 2039

remote medical care 24 218
removal of thread 161 1573
renal dialysis..............98 954
renal insufficiency 99 959
to **rescue** 25 228
residual urine 76 730
to **respect** 115 1125
respirator 95 925
respiratory division 68 658
rest ....10 86 · 49 464
to **rest** 200 1948
the **rest of one's life**....204 1992
restricted diet 105 1019
to **resuscitate** 13 118
retina 198 1926
retinal detachment 198 1929
retinitis 198 1927
retinopathy 198 1928
Rh negative 2 2
Rh negative blood..........2 1
rheumatic fever 207 2018
rheumatism 207 2017
rheumatoid arthritis 187 1826
rhinitis 166 1618
Rhinovirus 205 1998
rib 210 2046
rich 4 26
ridge of nose 163 1590
the **right hand**..........188 1837
the **ring finger**(mostly of one's

left hand).................54 514
rinse.....................208 2029
to **rinse away the soap**
...................108 1052
to **roll on the bandage**
...................180 1756
root canal.................79 762
round of one's patients 32 298
round shoulders 24 223
to **rub** ....104 1013 · 149 1448
to **rub cream** 56 542
to **rub ointment** 144 1400
rubber 70 679
rubella 172 1678
to **run** 160 1563
runny nose 163 1592

S

sacrum 110 1068
sad........................36 343
to become **sad** 99 962
saliva
...118 1153 · 130 1272 · 204 1988
salivary gland.............118 1154
to **salivate** 204 1989
salty ....77 739 · 740
salve 143 1398
satisfaction 188 1830
to be **satisfied** 188 1831
saturated fatty acid.......180 1759

308

scab ·················· 34 321
scabies ················ 32 299
scaling ················ 80 777
scapula ················ 64 613
scapular region ········· 64 614
scar ·················· 46 439
scared ················ 71 690
schizophrenia
·········· 105 1024 · 136 1328
sclera ················· 50 477
scrape ··············· 168 1638
to **scrape** ·········· 104 1013
scratchy ·············· 124 1206
scurvy ················ 31 291
seborrhoic dermatitis ····· 94 912
second opinion ········· 106 1032
secretory otitis decline ···· 96 934
sedative ·············· 129 1254
sedimentation rate ········ 62 593
to **see** ············· 188 1834
selenium ·············· 109 1063
self- help device ········· 80 771
selfish ··············· 211 2048
semicircular canals ······· 76 731
to become **senile** ····· 181 1766
senile dementia ········· 125 1217
sense of taste ·········· 188 1835
sensitive to cold water ··· 131 1279
sensitivity to the cold ··· 166 1617
sepsis ················ 157 1534

serious condition ········· 86 834
serious illness ··········· 86 832
serum ················· 61 587
severe pain ············· 59 568
sexual organ ··········· 105 1017
to **shake** ··········· 176 1716
shampoo ······ 86 829 · 111 1084
shampoo hat ············ 86 830
shape ······· 52 502 · 128 1244
to be in bad **shape** ······ 17 157
sharp pain ··········· 51 487
to have a **sharp smell**
··················· 132 1286
to **shave** ··········· 115 1124
to **shave one's beard**
··················· 167 1627
shaving ··············· 167 1626
shin ······· 103 1004 · 192 1873
shin bone ·············· 58 555
shiny face ·············· 33 308
shirt ················· 85 823
to **shiver** ·········· 114 1113
shock ················· 93 899
shock wave ············· 89 861
to be **shocked**
················ 3 16 · 138 1347
shoes ················· 55 523
short ················· 106 1031
shoulder ··············· 35 329
shoulder stiffness ········· 35 334

shower ················ 85 827
to take a **shower** ······ 85 828
showergel ············· 183 1783
shudder ··············· 189 1845
to **shudder**
·········· 114 1114 · 189 1846
sick at one's stomach ······ 11 98
side ················· 211 2050
side effect ············· 172 1680
sideburns ············· 198 1935
sincere ··············· 185 1804
single- edged eyelid ······ 168 1640
to **sip** ············· 184 1795
to take a **sip** ········ 184 1796
to **sit** ············· 104 1015
sit down ·············· 104 1015
to **sit down on one's heels**
··················· 85 820
skeleton ··············· 69 665
skin ······· 161 1568 · 169 1649
skin cancer ············ 169 1652
skin care ············· 101 978
skinny ················ 39 370
skirt ················ 100 974
skull ······· 100 975 · 136 1323
SLE ·················· 110 1075
to **sleep** ········ 151 1472 · 1473
to **sleep deeply** ······ 151 1471
to **sleep sideways** ····· 204 1987
sleepiness ············· 151 1469

sleeping in late ········· 150 1463
sleeping peacefully ······ 104 1010
sleep- wear ··········· 150 1466
sleepy ········ 151 1467 · 1470
to get **sleepy** ········ 151 1468
slight fever ··········· 169 1647
to have a **slight pain** ····· 78 756
to **slip** ············ 71 689 ·
104 1008·119 1157·135 1316
slippers ·············· 104 1012
slit- lamp ··· 72 697 · 104 1011
to have a **small appetite**
··················· 90 869
small intestine ·········· 90 871
to **smart** ··········· 171 1669
smarting teeth ·········· 159 1545
smell ················ 144 1404
to **smell**
······ 33 309 · 144 1405 · 1406
to **smile** ··········· 212 2058
smiling happily ········· 145 1409
smooth ··············· 143 1393
to become **smooth** ······ 103 1007
to **sneeze** ··········· 53 512
to **sneeze frequently (achoo,
achoo)** ··········· 160 1555
sneezing ··············· 53 511
snore ················· 16 143
to **snore** ············· 16 144
snot ················· 163 1591

309

to **soak in the hot bath** ···30 282
soap ················108 1050
social worker ·········114 1111
socks ················55 524
sodium ···············143 1390
soft ·················201 1955
soft palate ···········143 1399
sole ·················5 32
soliloquy ·············138 1350
somewhere ············139 1352
sore ···········14 125 · 46 440
to be **sore** ···········52 500
a **sore throat** ·········154 1501
sores ················119 1159
to **sound** ·············28 256
sound sleep···········86 838
sour ·················102 992
specifi medicine ········139 1356
speech defect ·········64 616
Speech Therapist ······64 617
to **spill** ··············70 675
spinal canal stenosis ·····106 1036
spinal cord injury·······106 1034
spinal nerve ···········107 1038
spit ········118 1153 · 130 1272
to **spit sputum** ········123 1201
spleen ···············168 1634
splitting in the head ·······6 46
to have a **spot** ········172 1679
sprain ···············151 1474

to **sprain** ············53 510
spray ···············103 1006
to **squat** ············85 821
to **squat down** ········85 820
squeezing pain·········84 816
squint ···············85 822
ST ··················64 617
stab wound ···········74 715
to have a **stabbing pain**
···················74 716
to **stain** ············204 1985
to **stand** ············119 1164
to **stand up**··········119 1161
to be **startled** ········193 1886
starving ·············28 262
statins ···············101 986
step··················5 30
to **step into the bathtub**
···················204 1983
sterile absorbent gauze
···················195 1904
sternum ··············49 469
steroid ···············102 994
steroid therapy·········102 995
stethoscope···········128 1246
stick ········102 993 · 129 1261
to **stickle**···········55 529
to be **stiff** ··········72 691
to become **stiff-necked** ···35 331
stifling ···············105 1025

stinging ·············196 1907
to be **stinging** ·······124 1204
to **stink** ············53 509
stinky ···············53 509
stoma ···············102 996
stomach
···· 11 91 · 28 260 · 164 1599
the **stomach and intestines**
···················15 134
stomach cancer ·······12 103
stomach cramps ·······13 111
one's **stomach grumbles**
···················28 261
stomach medicine ·······13 110
stomach perspective
·········16 141 · 165 1605
stomach rumbling ·······71 687
stomachache
·········15 137 · 172 1682
stomatitis ·············67 650
stool·················178 1740
stool test ·············65 625
to **stop** ············119 1163
to **stop bleeding** ·······78 757
strain ···············101 983
to **strain** ············47 452
to **strain a muscle** ······101 984
to **strain oneself** ······206 2005
strained back··········47 447
strecher ·············103 1002

strength ·············132 1283
stress ···············102 997
stress condition ········103 999
to be **stressed** ·······103 998
stretch ··············103 1001
stretcher ·············122 1189
strict·················47 453
stridor ···············112 1088
to **strike** ············174 1694
string ···············170 1656
to get **stuck in one's throat**
···················154 1505
to have a **stuffed nose**
···················162 1583
sty ········160 1557 · 198 1933
subarachnoid hemorrhage
···················55 532
subclavian artery ·······74 711
subcutaneous injection
···················166 1619
subject ··············167 1628
to **suck the phlegm** ····123 1200
to **suffer a serious injury**
···················86 833
to **suffer from headache**
···················102 988
sugar content··········138 1343
to get **sunburn** ·······186 1812
superior vena cava ·······90 870
suppository ···········75 725

supp——toot

suppuration	37 345	terrifying	115 1122
surgeon	59 565	to **test**	64 618
surgery	59 564	to **test a vision**	94 910
surprise	28 258	testicle	65 627 · 106 1027
to be **surprised**		tetanus	160 1562
28 259 · 162 1579 · 168 1639		texture	160 1558
suture	179 1748	thalamus	80 770
to **swallow**	156 1516	to **thank for**	42 398
to **swallow a gastro scope**		that way	7 54
12 101		therapy	109 1061
sweat	5 38	thermometer	116 1131
to **sweat**	6 41	thigh	117 1141 · 174 1699
sweat glands	43 406	thin	200 1949
sweet	8 67	to **think**	29 274 · 40 381
swelling	165 1608	the **third finger**	54 514
swelling of the gums	159 1554	thirsty	54 520 · 154 1503
to **swim**	30 283	this way	69 664
to get **swollen**	192 1872	thoracic vertebra	49 472
to **sympathize**	137 1332	to be **thrilled**	211 2055
symption	111 1079	to be **thrilling**	114 1112
sympton	89 868	throat	154 1500
syrup medicine	94 913	throat drop	140 1368
systemic lupus erythematosus		one's **throat is swelling**	
110 1075		155 1507	
		throbbing in the head	6 46
T		throbbing pain	200 1946
T. B	60 581	to have a **throbbing pain**	
tactile property	161 1570	100 976	
tailbone	167 1630	to have a **throbbing pain with**	
to **take blood sample**	72 698	one's **back tooth**	26 240

to **take medicine**	54 515	thrombus	61 589
to **take off**		a **thumb**	30 280
148 1445 · 161 1566		thyroid gland	66 639
to **take one's hat off**	180 1752	thyroiditis	66 640
to **take one's pulse**	191 1863	tight	47 446 · 82 790
to **take the tartar**	80 778	time	77 746
to **take**（a bath／a shower）		time to live	204 1992
8 63		tincture of iodine	203 1979
taking off clothes	120 1165	tinea cruris	17 158
to **talk in delirium**	22 200	tingle	11 96
to **talk to oneself**	169 1644	to **tingle**	96 937 · 124 1205
talkative	121 1181	tingling pain	
talking to oneself	138 1350	96 936 · 937 · 200 1946	
Tamiflu	121 1183	tinnitus	190 1857
tarsal bone	115 1120	tip of one's nose	163 1588
tartar	80 776	to be **tired**	54 518
to **taste**	4 27 · 5 35	to get **tired**	
tears	143 1392	54 516 · 55 526 · 130 1264	
to **tease**	14 120	to be **tired of eating**	121 1178
to **tell a lie**	20 179	tissue paper	133 1297
temper	42 397	toe	5 34 · 202 1964
temple	71 681	toe nail	131 1275
temporal bone	114 1115	tongue	81 782
temporal lobe	115 1116	tonsil	179 1745
tender	200 1947	tonsillitis	179 1746
tendovaginitis	64 620	too bright	186 1818
terminally ill patient	186 1811	too tough	164 1595
to have a **terrible headache**		tooth（pl. teeth）	156 1522
7 50		toothache	81 788 · 158 1537
terrible stomachache	11 96	toothbrush	164 1597

311

toot——vari

toothpaste	164	1598
topical cream	148	1447
totter	204	1991
tottering	205	1995
trachea	45	430
trachoma	140	1362
training wear	85	819
tranquilizer	105	1021
to **transfer**	21	190
trapezius	114	1108
trauma	32 297 · 140	1361
to **treat the wound**	46	441
to **tremble**	35	333
tremble	176	1715
to **tremble violently**		
	34 315 · 176	1717
trichiasis	73 706 · 90	878
to **trip**	5	31
troche	140	1368
trochlea of humerus	91	882
to be in **trouble**	70	678
trousers	104	1009
the **trunk**	137	1334
trypsinogen	140	1365
to **tub**	202	1970
tuberculin	131	1273
tuberculosis	60	581
to **tumble**		
	131 1274 · 154	1499
tummy	28	260

tumor	87	846
tumor marker	87	847
to **turn**	192	1870
to **turn off**	60	572
to **turn on**	130	1269
to **turn over in one's sleep**		
	149	1452
to **turn something face up**		
	2	8
turning over	149	1451
to **twist**	151	1475
to **twist one's neck**	149	1456
tympanic membrane	70	677
typhoid	60	578
typhoid fever		
	125 1216 · 128	1248

U

ultrasonic	127	1238
ultrasonic diagnostic method		
	127	1239
ultrasonic test	127	1239
ultrasonography	23	212
to **unbutton one's shirt**		
	182	1775
to become **unconscious**		
	96	933
unconscious	14	119
underarm hair	211	2051
undernourished	23	209

to **understand**	211	2049
underwear	81 785 · 161	1569
to **undo**	161	1566
uneasy	172	1677
unpleasant	16	148
unsaturated fatty acids	175	1705
unstable standing	206	2009
unstable walking	182	1771
unsteady on one's feet	9	75
unsteady to walk	9	75
upper arm	91	880
upper body	90	875
upper leg	174	1699
upper lip	22	199
upper lobe	91	879
upper respiratory tract	89	859
upset	17	149
upset stomach	193	1887
uremia	147	1437
ureter		
	146 1425 · 147 1430 · 201	1963
ureter stone	146	1426
urethra	147	1435
urethral catheterization		
	137	1338
urethritis	147	1436
uric acid (UA)	147	1431
uric protein	147	1433
urinal bottle	146	1427
urinalysis	146	1428

urinary calculus	148	1441
urinary incontinence	147	1432
urinary sugar	147	1434
urinary tract infection	148	1440
to **urinate**	26	242
urination	158	1539
urine	146	1423
urine test	65	624
urine volume	148	1439
urinespecimen collection	73	702
urology	169	1645
urticaria	99	961
to **use a stick**	129	1262
to **use a walker**	181	1770
to **use soap**	108	1051
to get **used to**	143	1397
uterine cancer	78	752
uterine cervix	78	755
uterus	78	750
uvula	155	1509

V

vaccine	211	2054
vacuum	159	1550
vagina	124	1212
vaginal trichomoniasis		
	125	1214
vaginitis	124	1213
valvular heart disease	97	947
varicella	100	971

312

variola ·········· 135 1318	vocal cord ········· 106 1028	washing ·········· 110 1072	workout ·········· 140 1367
varix ············· 90 877	voluble ·········· 121 1181	washing hair ········ 111 1084	to be **worried about** ····· 47 450
Vaseline ········· 212 2057	to **vomit** ········· 159 1551	washing one's face ····· 109 1065	to **worry**
vegetative dystonia ····· 93 906	vomiting ·········· 25 231	water ············ 204 1988	··56 535 · 98 956 · 143 1395
vein ·············· 90 876	vulva ············· 31 289	waterproof ········ 180 1754	worry ············ 98 955
venereal disease ······ 106 1029		to become **weak** ····· 205 1997	wound
ventricular premature beat	**W**	to **wear a diaper** ······· 29 270	···46 438 · 59 563 · 173 1688
············· 96 932	waist ············· 69 662	wearily ·········· 55 528	to **wrench** ········ 151 1475
vermiform appendix ····· 126 1229	waiting room ······· 185 1809	wearing a contraceptive ring	wrinkles ·········· 94 915
vertebra ····· 107 1037 · 129 1259	to **wake up** ········ 26 238	(IUD) ········· 169 1646	wrist ············· 133 1301
very hot ·········· 7 55 · 7 56	to **waken** ········ 196 1913	webbing of fingers ····· 202 1968	
very much oppressed ····· 45 425	wale ············· 190 1853	to **welcome** ······· 191 1865	**X**
to be **very surprised** ··· 194 1894	to **walk** ·········· 9 74	to get **well** ········ 204 1984	x-ray ············ 136 1330
viagra ·········· 157 1527	to **walk unsteadily** ···· 175 1711	to **wet oneself**	X-ray ············ 210 2040
virus ············· 19 168	walker ··········· 181 1769	······ 82 793 · 199 1936	
vision ············ 93 908	walking ·········· 181 1767	wheelchair ········· 57 547	**Y**
visit ············· 197 1919	to **wander off** ······ 157 1531	wheezing ···105 1025 · 112 1088	to **yawn** ·········· 3 18
visiting hour ········ 197 1920	ward ············· 171 1666	wheezy throat ······· 155 1508	yawning ··········· 3 17
visitor ············ 189 1847	Warfarin ·········· 211 2047	white blood cell ······· 161 1571	yeast infection ······· 11 92
visual field ········· 84 818	warm ·········· 6 42 · 181 1764	the **white of the eye** ···· 94 914	
vital signs ········· 158 1538	to **warm**(the area) ········· 6 44	whole body ········ 110 1074	**Z**
vitamin ·········· 168 1636	to get **warm** ········· 6 43	whooping cough ······· 170 1658	zinc ············· 2 6
vitamine complex ······· 114 1107	warming by hand ······ 134 1305	Why ············ 137 1331	zygomatic bone ······· 183 1787
vitreous body ···38 361 · 89 866	wart ············· 16 145	willingly ·········· 14 122	z-z-z ··········· 53 503
vitreous clouding ······ 89 867	to **wash one's body** ····· 39 367	wiping ··········· 105 1020	zzz... ············ 53 503
vitreous opacity ······· 89 867	to **wash one's face** ····· 33 310	wisdom tooth ········ 30 278	
vivid ············· 12 105	wash place ········· 9 71	with care ·········· 31 294	
vividly ············ 9 72	wash room ········· 9 71	withdrawal symptoms ······ 52 497	

あとがき

　数年前、両親の介護を相次いで経験しました。老親への感謝や敬愛の念にも関わらず、仕事を抱えながらの介護は充分なことができず、胸がふさがる思いでした。介護・看護でお世話になった皆様の温かいご支援や励ましに助けられ、何とか父母を見送ることができたことを心から感謝しています。

　この経験を通じて、関係者の皆様が大変多忙で心身の負担も大きいことを実感しました。超高齢社会の差し迫った問題もあり、医療・福祉人材養成の国際的な重要性はさらに高まってきています。

　お役に立てるようなことを模索していましたが、2015年からは科研費の助成を受け、医療・福祉の国際人材養成のための日本語教育に携わり、医療通訳者の廣部久美子先生の全面的なご協力を得て、三ヶ国語の対訳用語集として本書を出版する運びとなりました。

　また、本書の出版に当たっては、多くの方の多大なご協力無しには実現することはできませんでした。紙数の制約から全ての方のお名前を挙げる余裕がありませんが、この場を借りて心からの謝辞を述べたいと思います。

　日本語教育では川村よし子（東京外国語大学（当時））、三枝令子（一橋大学（当時））、鈴木庸子（甲南大学（当時））の諸氏に、また、園田学園女子大学人間健康学部の同僚、近藤照敏（医

学）、東晴美（看護）、磯田宏子（介護）の諸氏に専門分野での貴重なご意見・ご指摘を頂きました。カンタベリー大学との交換教授、Geoff Moore 氏と Helen Moore 氏には詳細なネイティヴチェックの労をとって頂きました。

　前田均氏（天理大学（当時））には詳細な表記チェックを、科研研究分担者杉村泰氏（名古屋大学）には中国での大々的な語彙調査をご協力頂き、吉永佑一氏には歯科医学分野でご指摘を頂きました。

　また、語彙の使用度調査や翻訳チェック等で、大阪大学大学院博士課程三原健一先生ゼミの皆様には度々ご協力を頂きましたが、特に、藤平愛美、榎原実香、蘇旭輝の諸氏に心から感謝致します。

　多岐にわたる内容を取捨選択し一つにまとめることができましたのは、ひとえに諸氏のご協力によるものであります。

　また、本書は科学研究費助成事業（代表者：吉永尚、課題番号：15K02670）による助成を受けています。

2019年 6 月　　　　吉　永　　尚

著者紹介

吉永　尚（よしなが　なお）

大阪外国語大学中国語学科卒業、大阪外国語大学（現大阪大学）大学院言語社会研究科修了、大阪大学博士（言語文化学）
現在、園田学園女子大学人間健康学部教授。
主な著書：単著『心理動詞と動作動詞のインターフェイス』和泉書院、共著『活用論の前線』くろしお出版

廣部久美子（ひろべ　くみこ）

立命館大学東洋史学科卒業。商社勤務後、㈲廣部商会を起業し、経営の傍ら現在、大阪大学外国語学部ビジネス中国語非常勤講師、大和大学政治経済学部、リハビリ学部中国語非常勤講師。医療通訳者。
主な著書：共著『ビジネス中国語マニュアル　スーパーエディション』東方書店

iOS アプリ
『日中英医療・介護』無料
分野別で調べることができますのでご利用ください。

介護・看護の日中英対訳用語集 ―「ずきずき」・「はっと」は中国語・英語でどう言う？―

シリーズ 扉をひらく4

2019年7月10日初版第1刷発行（検印省略）

著　者　吉永　尚・廣部久美子
発行者　廣橋研三
発行所　㈲和泉書院　〒543-0037　大阪市天王寺区上之宮町7-6　電話 06-6771-1467　振替 00970-8-15043
印刷・製本　亜細亜印刷　　装訂・本文中イラスト　仁井谷伴子

ISBN978-4-7576-0912-9 C3336
©Nao Yoshinaga, Kumiko Hirobe 2019 Printed in Japan
本書の無断複製・転載・複写を禁じます